REMARQUES

SUR LE MÉMOIRE

DE M. FERREIN.

p. 84 ... p. 23 ... p. ... ...
des registres de l'Académie des [sciences]

REMARQUES

DE M. WINSLOW.

SUR LE MÉMOIRE

DE M. FERREIN,

TOUCHANT LE MOUVEMENT

DE LA

MACHOIRE INFERIEURE

Imprimé dans le Volume de l'Académie
Royale des Sciences de 1744.

AVEC

LE RAPPORT DES COMMISSAIRES

NOMMÉS PAR L'ACADEMIE en 1752.
Pour la Discussion sur la dispute, &c.

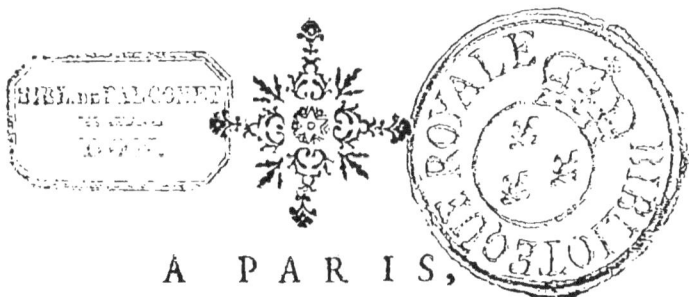

A PARIS,

Chez LAURENT-CHARLES D'HOURY, Fils,
Imprimeur-Libraire, rue de la Vieille Bouclerie,
au S. Esprit & au Soleil d'or.

M. DCC. LV.
Avec Approbation & Privilége du Roi.

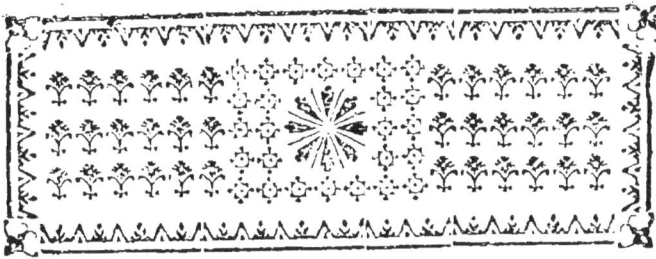

REMARQUES

SUR LE MÉMOIRE DE M. FERREIN, touchant les Mouvemens de la Mâchoire inférieure. *

Par M. WINSLOW.

CE Mémoire & enſuite un ſecond intitulé, *Sur le mouvement des deux Mâchoires pour l'ouverture de la bouche, & ſur les cauſes de leurs mouvemens*, avoient été lûs dans les Aſſemblées de l'Académie des Sciences pendant mon abſence loin de Paris. Je fus averti à mon retour par MM. les Directeurs de la Compagnie, qu'ils avoient été admis pour être impri-

* Imprimé dans le Volume de l'Académie Royale des Sciences de 1744.

A

més, à condition qu'ils me fuffent communiqués auparavant. Près d'un an après, fans en avoir eu aucune nouvelle, & étant derechef éloigné à la campagne, j'y reçûs de la part de M. F. une copie de fon premier Mémoire, avec une Lettre, par laquelle, après y avoir rapporté, que dans le tems qu'il comptoit de me faire part d'une copie qu'il avoit mife au net, elle fut enlevée pour le Volume de 1744. & que profitant d'une commodité, il m'envoyoit celle-ci chargée de ratures, &c. Il m'écrivit ainfi : « Je ferai en état de profiter » des avis que vous voudrez bien me » donner, fi vous prenez la peine de » l'examiner fans différer, & de m'en » dire par écrit votre fentiment. Vo- » tre réponfe en ce cas viendra fû- » rement avant qu'on ait imprimé ou » porté les feuilles à corriger. Le » Mémoire, dont je vous fais part » actuellement, a rapport au mouve- » ment & non aux mufcles de la mâ- » choire, dont je parlerai dans un » fecond Mémoire, que je vous com- » muniquerai de même, &c. Le por- teur du paquet contenant le Mémoire & la Lettre, avoit ordre de me prier de l'examiner le plutôt qu'il feroit possible , & de le renvoyer par la premiere occasion que je trouverois.

Cette premiere occasion se présenta trois jours après la réception du Mémoire , sans aucune espérance d'en trouver ensuite dans le cours de trois semaines , de sorte que je fus contraint de n'en faire qu'une lecture à la hâte , d'en noter quelques endroits , & de le renvoyer par cette occasion, en avertissant que je lui en écrirois par la poste ; ce que je fis peu de tems après en lui marquant par ma réponse :

1°. Que j'étois très-fâché de me voir par mon éloignement hors d'état de donner les avis si promptement demandés sur une matiere qui auroit dû être traitée entre nous sous les yeux de l'Académie , & sur laquelle je n'avois , où j'étois alors , ni sujets , ni écrits, ni livres , excepté mon Exposition Anatomique , que j'avois apportée pour en faire la revûe avec tranquillité.

2°. Que ses Observations sur la diversité de la matiere intéressuse , la structure des cartilages interarticulaires, les cordons ligamenteux , &c.

étoient fort curieufes, & que je verrois avec plaifir les Expériences là-
deffus, comparées avec ce que MM.
Morgagni, Weitbrecht de Peterfbourg,
& Albinus en ont écrit.

3°. Ma penfée fur plufieurs expreffions de fon Mémoire; fçavoir, qu'é-
tant toutes générales fans aucune
marque d'exception, & moi étant
par mon éloignement privé de tout
moyen de me rappeller diftinctement
ce que d'autres en ont écrit, je pourrois foupçonner qu'elles me regardent
auffi.

4°. Qu'ainfi, comme la préfence
actuelle de part & d'autre eft le moyen
le plus fûr de vérifier les expériences,
de confronter les Auteurs, d'éclaircir l'obfcur ou le mal-entendu, de
reconnoître les reffemblances, & de
corriger les erreurs, je croyois devoir
remettre pour mon retour à Paris mes
Remarques, étant *toujours prêt à rendre entierement la juftice due à fes fça-
vantes explications.*

5°. Que pour cet effet, il feroit
néceffaire qu'en attendant M. F. prit
la peine d'examiner & de comparer
foigneufement de point en point dans
mon Expofition Anatomique plu-

fieurs endroits difperfés qui regardent tant en général qu'en particulier cette matiere, &, que pour en faciliter la recherche, je joignois à ma Lettre une efpece de Table, felon l'arrangement des *Numeros*, par Claffes, fur la *Situation naturelle*, fur les *Cartilages*, fur les *Ligamens*, & fur les *Mouvemens de la Mâchoire*, fans égard aux mufcles; en avertiffant auffi de quelque *Errata* en ces endroits.

Environ deux mois après cela, étant revenu à Paris, M. F. me montra quelques cahiers de fon fecond Mémoire, & me les envoya chez moi le même jour au foir pour être renvoyés deux jours après. Voilà toute la communication que j'ai eûe de ces deux Mémoires; de forte que, pour en fçavoir davantage, je me trouvai obligé d'attendre l'impreffion du Volume entier, où ils font inférés, & par conféquent obligé de rapporter tout au long dans le Volume fuivant les endroits notés, & cela en partie pour faire continuer au Lecteur fon attention tout de fuite, en partie pour en faciliter la recherche dans l'original imprimé à ceux qui vou-

droient examiner plus particulierement mes Remarques.

J'avois dit exprès dans l'Avertiffement qui eft à la tête de mon Expofition Anatomique, que je m'y étois
fervi d'un ftile fort ferré, concis, &
pour ainfi dire laconique; ayant confi-
déré que le plus grand nombre de
ceux en faveur de qui j'avois compofé cet ouvrage , avoit feulement
befoin du fond, & que le furplus rendant le Livre trop cher , les empê-
cheroit de l'acheter. Ce qui a occa-
fionné d'un côté l'omiffion de plufieurs chofes que j'avois communiquées fans réferve , même dans mes
cours publics , comme on me l'a
marqué depuis, & d'un autre côté la
furprife d'y avoir trouvé évidemment
& entierement en très-peu de mots
difperfés, ce qu'on avoit crû pouvoir
donner comme nouveau dans une
Differtation étendue. Ce dernier pourroit arriver innocemment par précipitation , inadvertance , diftraction ,
concurrence d'autres occupations ,
&c.

Ainfi , pour me conformer à l'a-
vertiffement de MM. les Directeurs de

l'Acedémie, je me trouve obligé de lui repréfenter par quelques Remarques, avec toute la déférence due à fon jugement, ce qui dans mon Expofition Anatomique, &c. peut avoir rapport aux deux Mémoires de M. F. en 1744. fur les mouvemens de la Mâchoire, & fur les Mufcles qui les operent ; *étant toujours difpofé avec une égale reconnoiffance, à étre exactement informé, & à étre juftement repris.* Voici mes Remarques.

ARTICLE PREMIER.

Sur les Obfervations préliminaires.
(p. 427.)

Mʀ. F. annonce d'abord qu'au milieu des doutes & des difputes qui ont pû naître fur ce fujet, on a *toujours* été d'accord fur les notions fondamentales qu'on doit avoir des mouvemens de la Mâchoire, & que ces notions ont été regardées comme des principes, dont il n'étoit pas permis de s'écarter ; que c'eft cependant le peu d'exactitude qu'il a trouvé dans ces notions, qui l'a engagé à donner les Observations qu'il a faites là-dessus; mais qu'avant de commencer il croit devoir rappeller quelques faits anatomiques, lesquels sont intitulés à la marge de l'imprimé: *Observations préliminaires*.

I.

» Quoique la Mâchoire inférieure, » (dit M. F. ensuite) soit formée d'un » seul os, on peut cependant la considérer comme composée de deux » pieces, qui sont en effet réellement » séparées dans l'enfance.

REMARQUE. Ceci m'avoit d'abord paru annoncer pour la suite quelque particularité par rapport aux mouvemens de la mâchoire, en ce qu'après les Observations sur la différence de la matiere par laquelle ces pieces sont séparées avant l'ossification achevée, M. F. dit aussi-tôt: » Je reviens » aux deux pieces de la Mâchoire. » Ces pieces peuvent être distinguées » chacune en deux parties « ... Mais n'ayant trouvé dans toute la suite du Mémoire aucun rapport à cette considération particuliere de la Mâchoire inférieure dans l'adulte, je ne sçavois

qu'en penfer, à moins que ce ne fut
à caufe de ce que dans mon *Expofi-*
tion Anatomique, Traité des Os fecs,
n. 447. j'ai dit que cette Mâchoire
n'eft qu'une piece dans l'adulte. Si
cette expreffion n'eft pas exacte, je
la corrigerai dans la revùe générale
de mon Ouvrage. Mais j'avois toujours crû que pour défigner certaines
parties d'un tout parfaitement entier,
on employoit, non pas le mot piéce;
mais ou celui de portion, ou fimplement celui de partie, & que le mot
piece convenoit feulement aux parties fenfiblement diftinguées dans un
tout compofé, comme aufli quelquefois même à un tout entier ; par exemple, une piece de monnoye, une
piece de bois, &c. C'eft felon cette
croyance, que j'ai dit dans l'endroit
ci-deffus de mon Traité, que cette
Mâchoire n'eft qu'une piece dans l'a-
dulte, & qu'après la divifion de la
Mâchoire en corps & en branches,
j'y ai dit qu'on diftingue dans le corps
un portion antérieure, deux portions
latérales, & deux portions poftérieures ; même après y avoir marqué l'endroit où cet os eft divifé en deux
dans l'enfance; que *n.* 195. en parlant

de l'os frontal des adultes, j'ai dit qu'il
se trouve quelquefois séparé en deux
pieces, & qu'étant considéré comme
un seul os, on le peut diviser en parties sup. inf. ant. later. comme aussi
n. 220. en parlant de l'Os occipital
des adultes, où après avoir dit que
rarement il est de deux pieces, j'en
fais la division pareillement en parties, &c. C'est enfin ainsi que *n.* 82.
du même Traité, j'ai dit, que la cou-
leur des os varie dans les différentes
pieces, & dans les différentes parties
de chaque piece, &c.

D'ailleurs, dans la suite du Mémoire de M. F. on ne voit aucun
usage particulier de cette considération sur la Mâchoire comme formée
de deux pieces, mais on y voit nommer en plusieurs endroits les branches, les angles, les condyles, les
parties, & même le corps de la mâchoire simplement (*a*) , sans faire
mention ni des deux pieces, ni de
l'une ou de l'autre de ces deux pieces. De sorte que cela paroit seulement une espece de transition pour

_____

(*a*) Pp. 431. 433. 435. 436. 437. 439. 440.
441. 443. 444. 445. 448.

l'obfervation qui y eft immédiatement
attachée de la maniere fuivante.

I I.

» ... Deux pieces qui font en effet
» féparées dans l'enfance , non par le
» moyen d'un cartilage , comme on
» dit communément , mais par l'in-
» terpofition du périofte , qui s'en-
» gage entre les deux pieces , confor-
» mément à une regle que j'ai trouvé ,
» que la nature fuit par rapport à tous
» les autres os de la tête ; car j'ai ob-
» fervé , dit-il , qu'ils font féparés
» par des cloifons membraneufes ,
» qui viennent du périofte... On
» s'affurera, continue M. F. , aifément
» des faits que j'avance , en démon-
» tant les os de la tête , particuliere-
» ment après une macération de plu-
» fieurs jours ; on trouvera la mem-
» brane dont je parle entre les deux
» os maxillaires , entre ceux-ci & les
» os du palais, de la pomette & du
» nez , entre les os unguis & l'os
» fphenoïde , & le vomer , entre les
» os communs du crâne & ceux de
» la face , auffi-bien qu'entre les os
» propres du crâne. Je ne connois

» d'autre exception, ajoute M. F., par-
» mi les os de la tête, que la jonc-
» tion des offelets de l'ouie , fi l'on
» veut les compter ici , & celle de
» l'os fphenoïde avec l'occipital.
» Quand on examine ces deux der-
» niers avant que l'offification ait fait
» beaucoup de progrès , on décou-
» vre , comme je l'ai fouvent obfer-
» vé , que les portions voifines de
» ces deux os font formées par un
» feul & même cartilage ; mais à me-
» fure que l'offification s'avance de
» part & d'autre , le cartilage dimi-
» nue & fe réduit à une fimple lame
» qui fubfifte longtems , mais qui
» s'offifie enfin entre trente & qua-
» rante ans , en forte que les deux
» pieces du crâne, dont nous parlons ,
» ne forment plus qu'un feul & même
» os. «

REMARQUE. Dans l'Expofition
anatomique , *Traité des os fecs n. 154.*
après avoir donné pour exemple
des os qui fe foutiennent par eux-
mêmes & par leur feule conformation les os parietaux , & dit que de
cette maniere les os de la bafe du
crâne font embraffés & foutenus par
les os de fa voûte , j'ai fait expref-

fément obferver, que toutes ces pieces ne fe touchent pas immédiatement dans l'état naturel, étant pour
l'ordinaire comme féparées par des
membranes qui fe gliffent entr'elles.
Enfuite *n.* 227. du même Traité j'ai
marqué en particulier, que dans un
âge parfait l'os fphenoïde ne forme
ordinairement qu'un même os avec
l'occipital.

III.

Quant aux Obfervations fuivantes
de M. F. fur la varieté de la matiere
intéroffeufe, de la compofition des
cartilages interarticulaires, &c. & fur
les cordons ligamenteux, je lui avois
marqué par ma fufdite lettre, que j'en
verrois la démonftration avec un très-
grand plaifir ; & j'ajoute ici que je
lui cede avec autant de plaifir l'honneur entier d'avoir pouffé fes recherches & fes expériences particulieres
fi loin fur cette varieté, laquelle je
n'avois examiné que fuperficielle-
ment & décrit de même aux endroits
de mon Expofition indiqués par la
table jointe à la même Lettre, dont
voici la teneur : *Traité des os frais*, *n.*
303. 305. » Les cartilages... entre le

» corps des vertebres... par rapport
» à leur ſtructure interne, ſont différens
» de tous les autres cartilages du corps
» humain ; ce n'eſt qu'en blancheur
» & en élaſticité , qu'ils leur reſſem-
» blent. *N.* 238. La bordure de la
» cavité glenoïde (de l'omoplate)
» paroît d'une ſubſtance différente de
» celle des cartilages ordinaires , &c.
» *N. 101.* Le bord de la circonférence
» de la cavité cotyloïde (de l'os des
» hanches) eſt garni d'un bourrelet
» particulier , dont la matiere ne pa-
» roît ni tout-à-fait cartilagineuſe , ni
» tout-à-fait ligamenteuſe , &c. J'a-
» joûterai ce que j'y ai dit à peu près
» de la même maniere ſur les liga-
» mens capſulaires , *n. 35. 36.* Ce
» ne ſont pas proprement des liga-
» mens. Ce ſont plûtôt des toiles li-
» gamenteuſes.... ils reſſemblent plu-
» tôt à des membranes qu'à des liga-
» mens proprement dits.

Il faut cependant ajouter ici ce que
M. Morgagni dit là-deſſus (*Averſ.*
anat. II. animad. 28.) Il cite d'abord
Etienne (Médecin de la Faculté de
Paris , Profeſſeur Royal , contempo-
rain de Veſale) qui en parlant de la
Mâchoire inférieure dit : Vous verrez

outre le cartilage commun à toutes les extrèmités des os, auffi un autre corps cartilagineux (*aliud etiam corpus cartilaginosum*) placé entre le milieu de l'articulation. Enfuite M. Morgagni lui-même , parlant des cartilages femilunaires du genouil , dit qu'ils font d'une nature moyenne , entre ligament & cartilage. (*naturâ inter ligamentum & cartilaginem media*) Mais feu M. Weitbrecht de Peterfbourg, dans fon incomparable Traité des ligamens du corps humain, donne encore d'autres Obfervations toutes nouvelles & très-remarquables fur ces cartilages de la Mâchoire , qu'il appelle couvercles mobiles des condyles. (*opercula* , *&c.*) Il feroit trop long d'en rapporter ici le détail , qui mérite tout entier attention , & marque fon application infatigable , fa fagacité , & en même-tems fa modeftie par rapport à d'autres Obfervateurs. Sa mort eft une perte difficilement réparable.

I V.

M. F. termine fes Obfervations préliminaires en difant : » Si l'on veut » fe faire une jufte idée de l'articula-

» tion de ces os, il ne suffit pas de la con-
» sidérer sur le squelette , il est né-
» cessaire de l'examiner sur le cada-
» vre , c'est alors qu'on reconnoîtra ,
» 1°. Que la portion du condyle qui
» est garni de l'enduit cartilagineux,
« regarde très-obliquement en haut
» & en devant. 2°. Que cette même
» portion recouverte encore de la
» lame ligamenteuse dont j'ai parlé,
« est articulée non-seulement avec la
» cavité glenoïde du temporal, mais
» encore avec la partie postérieure
» de l'éminence transversale. Telle
» est la disposition de cet os dans la
» situation naturelle , c'est-à-dire ,
» lorsque les dents incisives de cette
» Mâchoire touchent celles de l'autre.
» Ces observations suffisent pour en-
» tendre la suite de ce Mémoire , je
» crois seulement devoir avertir qu'en
» parlant de la direction ou de l'éten-
» due des mouvemens de la Mâchoi-
» re , je les considere toujours par
» rapport à la situation naturelle de
» cet os, à moins que je n'avertisse
» expressément du contraire. «

REMARQUE. On pourroit présu-
mer que l'impression de ce Mémoire
de M. F. étoit déja avancée quand il

a

a reçu ma fufdite Lettre , avec la Table des endroits de mon Expofition ,
& n'ayant pas alors trouvé le moyen
d'y remédier , il ne s'eft pas donné
la peine de les examiner foigneufement de point en point , comme je
lui avois marqué exprès d'être abfo-
lument néceffaire , &c. On pourroit
auffi préfumer que fon fecond Mémoire a été dans le même cas , puifqu'il n'y a pas donné le moindre trait
ou figne là-deffus. Ainfi il fuffira pour
Remarque fur cet article de rapporter
tout au long les endroits indiqués dans
la fufdite Table.

    Traité des os fecs, n. 456. » Ce con-
» dyle eft très-oblong & prefque tranf-
» verfalement pofé , de maniere ce-
» pendant que fon extremité ou
» pointe interne eft un peu en ar-
» riere, & l'externe en devant; ce qui
» répond affez à la direction de l'é-
» minence articulaire (que j'appelle
» ailleurs tranfverfale) de l'os des
» tempes, & à celle de la cavité du
» même nom, (ou glenoïde, comme
» je l'appelle *n. 347. Tr. des os frais*)
» avec lefquelles ce condyle (de l'un
» ou de l'autre côté) fait l'articulation
» de la Mâchoire inférieure. Ce con-

B

» dyle s'avance plus sur la face interne
» de l'os que sur l'externe.

Traité des os frais, n. 347. » Les
» cavités glenoïdes ou fosses articu-
» laires des os temporaux, les émi-
» nences voisines de ces cavités, &
» les apophyses condyloïdes de la
» mâchoire inférieure, sont encrou-
» tées chacune d'un cartilage blanc &
» très-poli. *Ibid.* n. 348. Il y a un
» cartilage mobile ou inter-articulai-
» re dans l'une & l'autre articulation
» de la mâchoire avec les os des tem-
» pes. Ce cartilage inter-articulaire
» est épais vers sa circonférence, fort
» mince & transparent dans le milieu,
» où on le trouve quelquefois percé.

Traité des muscles, n. 1237. » La
» face inférieure de chacun de ces
» cartilages n'a qu'une cavité simple
» conforme (ou proportionnée) à la
» convexité des condyles qu'elle cou-
» vre. Elle n'est pas tournée en bas
» mais obliquement en arriere, com-
» me la convexité *du condyle*, (a) n'est

(a) Ces mots, *du Condyle*, ont été omis
dans le texte imprimé, comme j'en ai averti
M. F. exprès, dans ma susdite Lettre, par un
Errata, en le priant d'y avoir égard, avant d'é-

» pas non plus tournée en haut, mais
» obliquement en devant. La face fu-
» périeure eft cave en devant , &
» convexe en arriere , conformément
» (ou proportionnément) à l'émi-
» nence & à la foffette articulaire. «

Ibid. n. 1238. » Dans l'attitude na-
» turelle de la mâchoire & pendant
» fon inaction, elle eft tellement dif-
» pofée, que la convexité antérieure
» de fes condyles répond obliquement
» à la convexité poftérieure des émi-
» nences articulaires des tempes.

ARTICLE II.

Sur les mouvemens de la Mâchoire en général.

APRE's ces *Obfervations préliminaires* , M. F. commence ainfi le
fujet de fon premier Mémoire : (p.
431.)

» Les mouvemens qu'on a reconnus
» dans la Mâchoire inférieure, font,
» 1°. le mouvement d'arriere en avant.

xaminer les endroits marqués dans la Table
jointe à cette Lettre.

» 2°. celui d'avant en arriere, 3°. le
» mouvement latéral ou du milieu
» vers les côtés, 4°. le mouvement
» d'abbaissement ou de haut en bas,
» & efinn celui d'élévation. «

» Les notions effentielles que les
» Anatomiftes donnent de ces mou-
» vemens, ne font autres que celles
» qui s'offrent naturellement à l'ef-
» prit. «

M. F. rapporte enfuite un précis
très-court de chacune de ces notions,
mais pour éviter interruption & re-
dites, j'ai trouvé plus à propos de le
placer ci-après au commencement de
chaque article de fes Obfervations là-
deffus.

» Telles font, dit M. F., les premie-
» res notions, les notions générales,
» qu'on donne des mouvemens de la
» Mâchoire, elles on paru jufqu'ici
» fi claires & fi évidentes, qu'on n'a
» *jamais* été partagé là deffus; mais la
» conftruction des pieces articulées,
» la difpofition des ligamens, & la
» fituation même de la mâchoire
» m'ayant paru démentir la plupart
» de ces notions, j'ai fait à cette oc-
» cafion plufieurs expériences très-
» fimples, mais également propres à.

» faire voir les vérités qu'on doit fui-
» vre , & les erreurs qui font à évi-
» ter fur cette matiere ; c'eft ce que
» nous allons développer dans la fuite
» de ce Mémoire.

REMARQUE. Ceci eft entierement
conforme à ce que M. F. a annoncé
en général au commencement de ce
Mémoire, & que j'ai auffi rapporté
d'abord dans le premier article de
mes Remarques ; fçavoir, qu'on a
toujours été d'accord fur les notions
fondamentales. Je m'expliquerai là-
deffus dans l'examen de chacune de
ces notions. Je marquerai feulement
ici que dans le fimple dénombrement
que M. F. expofe de cinq mouvemens de la Mâchoire , l'expreffion
ajoutée au feul mouvement latéral ;
fçavoir, *ou du milieu vers les côtés* , m'a
paru finguliere , fans néanmoins que
cela me fît foupçonner en même-tems
qu'elle y fût mife à deffein , comme
je fus très-furpris de la trouver par la
fuite,

ARTICLE III.

Sur le mouvement de la Mâchoire en avant.

LA premiere des notions effentielles que les Anatomiftes donnent
des mouvemens de la Mâchoire, eft
rapportée par M. F. en ces termes :
(*p.* 431.)

» 1°. Ils difent, & je conviens, que
» dans le mouvement en devant les
» condyles recouverts de la lame inter-
» articulaire fortent tout-à-fait des
» cavités glenoïdes pour prendre une
» nouvelle pofition, en gliffant d'a-
» bord obliquement de haut en bas,
» & fe détournant enfuite peu à peu
» fuivant le contour de l'éminence
» tranfverfale qui les dirige par dé-
» grés d'arriere en avant, jufqu'a ce
» qu'ils aillent fe placer fous elle.
» Voilà ce qu'on appelle le mouve-
» ment *horizontal* en devant de la
» mâchoire, fans doute par ce qu'on
» ne tient pas compte de l'obliquité
» du mouvement des condyles à la

» sortie des cavités glenoïdes. »

M. F. en avertissant après cela »
qu'il ne reviendra pas sur ce qui peut
avoir rapport au mouvement en devant, &c. » Je me contenterai, dit-
» il, de faire observer que les deux
» cordes ligamenteuses dont j'ai parlé,
» sont principalement ce qui borne
» l'étendue de ce mouvement ; cette
» étendue est d'environ cinq lignes »
» & pourroit aller beaucoup plus
» loin, si les condyles n'étoient alors
» retenus par les ligamens arrivés
» presque au dernier dégré d'exten-
» sion.

REMARQUE. Parmi les citations
de mon Livre d'Anatomie, dans la
Table jointe à ma susdite Lettre à
M. F. il y en a cinq sur le mouvement
de la Mâchoire en avant. J'ai prié M.
F. par la même Lettre, de corriger
avant que de prendre la peine de s'en
servir, les *Errata* suivans, dans le
Traité des Muscles de cette maniere :
n. 1239. ligne 2. *en avant*, lisez *en
haut* ; ligne 10. *en avant*, lisez *en arriere* ; ligne 16. *en arriere*, lisez *en avant*.
J'y ai encore ajouté, que *la troisiéme
ligne du même n.* 1239. marque assez
que ces *Errata* n'y sont que par inat-

tention dans la revûe des épreuves de l'impreſſion.

J'ai dit *n.* 1236. de ce même Traité que la Mâchoire inférieure, quoique articulée par ſes deux éminences condyloïdes avec les deux cavités glenoïdes des os des tempes, a quatre *mouvemens droits*, un en avant, un en arriere, un en bas, un en haut, & deux tranſverſes ou latéraux, &c.

J'y ai dit dans le *n.* 1237. ſuivant que cet artifice dépend des cartilages mobiles ou inter-articulaires. Et en parlant enſuite du mouvement droit en avant, (*n.* 1239.) j'ai marqué très-expreſſément, qu'alors les cartilages inter-articulaires gliſſent en bas & en devant, ſans que les condyles quittent les cavités inférieures des mêmes cartilages. On voit bien par-là que j'ai tenu compte du *mouvement oblique* des condyles à la ſortie des cavités glenoïdes, mais, comme je viens de le marquer, des condyles conjointement avec les cartilages inter-articulaires. Je n'y ai pas donné à ce mouvement, ni aux autres mouvemens droits de la Mâchoire inférieure, l'épithéte *d'horizontal*, qui ne convient qu'à une ſeule attitude,

au

au lieu que l'expreſſion des mouvemens droits généralement priſe, peut
convenir à toute ſorte de ſituation
ou attitude.

ARTICLE IV.

*Sur le mouvement de la mâchoire
en arriere.*

VOICI ce que M. F. dit là-deſſus
en général, (*p.* 431.) » Quoi-
» que les Anatomiſtes faſſent ſouvent
» mention du mouvement d'avant en
» arriere, je n'en connois point par-
» mi eux qui ſe ſoit donné la peine
» d'entrer dans quelque détail là-deſ-
» ſus, & il me ſeroit impoſſible de
» rendre compte à ce ſujet des idées
» d'autrui.

REMARQUE. Quant à ce que dit
ici M. F. que parmi les Anatomiſtes
il n'en connoît point qui ſe ſoit donné
la peine d'entrer dans quelque détail
là-deſſus, on pourra répondre, que
M. F. s'étant déclaré content de ce
que les Anatomiſtes diſent ſur le mouvement en devant, & ſur le petit dé-

C

tail qu'il en rapporte avec aveu qu'il
en convient, il auroit pû trouver chez
quelqu'un parmi ces mêmes Anatomiftes un pareil détail abregé fur le
mouvement en arriere. J'ajoute à
cela que M. F. auroit dû nommer
ceux qui difent ce qu'il a rapporté fur
l'obliquité de ce mouvement en avant
dont il convient ; afin s'ils l'ont dit
ainfi avant 1732. on leur rende juftice, & ne m'attribue pas en particulier ce que je viens de rapporter là-
deffus de mon Expofition anatomique, (*n.* 1239.) où j'ai fait pareillement obferver, que dans le mouvement droit en arriere, ces cartilages
gliffent en arriere & en haut, fans
que les condyles les quittent.

» Je ne parle point , dit dans la
» fuite M. F., du mouvement que la
» mâchoire doit avoir d'avant en
» arriere, après avoir été portée d'ar-
» riere en avant; on voit que ce n'eft
» qu'un fimple retour de cet os dans
» fa fituation naturelle , dont il eft
» forti par fon mouvement en de-
» vant: il nous fuffira d'examiner fi
» les condyles partant de leur pofition
» ordinaire , n'ont pas encore un
» mouvement en arriere indépendant

» du retour dont j'ai parlé : c'est un
» point sur lequel les Auteurs que
» j'ai lus s'expliquent d'une maniere
» si obscure, qu'il m'a été impossible
» de sçavoir ce qu'ils en pensent.
» Quoi qu'en soit, voici ce que j'ai
» observé.

» La Mâchoire inférieure, conti-
» nue M. F., partant de sa situation
» naturelle, a un mouvement d'avant
» en arriere, c'est un fait dont il est
» aisé de s'assurer, lorsque faisant
» effort pour la retirer le plus qu'il
» est possible, on fait en même-tems
» attention au changement qui arrive
» dans la position des dents incisives
» des deux Mâchoires comparées en-
» semble ; mais il faut avouer que
» l'étendue de ce mouvement est peu
» considérable, & ne va guere au-
» delà de demi-ligne ; c'est que la
» construction de l'articulation ne le
» permet pas, & quand elle le per-
» mettroit, les cordes ligamenteuses
» que j'ai décrites s'y opposent....
» Au reste, dit à la fin M. F., on ne
» compte ordinairement en Anatomie
» que les mouvemens remarquables
» & non forcés... Je n'en dirai pas
» davantage sur le mouvement soit en

C ij

» avant, foit en arriere, je ne parlerai
» pas même des ufages que la lame
« interarticulaire peut avoir à cet
» égard.

REMARQUE. Il paroît fingulier que
M. F. ayant averti (*p.* 432.) qu'il a
fait à cette occafion plufieurs expériences très-fimples, mais également
propres à faire voir les vérités qu'on
doit fuivre, & les erreurs qui font à
éviter fur cette matiere, fe contente
ici, fans en rapporter ni même indi-
quer aucune, de dire feulement : *On
voit bien que ce n'eft qu'un fimple retour
de cet os dans fa fituation naturelle, dont
il étoit forti par fon mouvement en devant.* Il n'explique pas même ce qu'il
veut entendre par le mot *fimple* ajouté
au mot *retour ;* car le mouvement de
la Mâchoire de bas en haut après
avoir été porté de haut en bas, eft
auffi un retour de cet os dans fa fituation naturelle, dont il étoit forti par
fon mouvement en bas, comme M.
F. lui-même le marque très-expreffé-
ment à la page 442. de ce Mémoire
en ces termes : *Ce que je viens de dire
du mouvement d'abaiffement de la Mâchoire, fuffit pour faire entendre ce qui
regarde l'élévation, c'eft-à-dire, le retour*

de cet os dans fa premiere fituation. Si le ſimple retour eſt indépendemment de l'opération des muſcles une eſpece de détente ou relâchement des liga‑ mens tirés ou forcés par le mouve‑ ment en avant, il y a des cas où l'on ne peut pas dire que le mouvement en arriere n'eſt qu'un ſimple retour; par exemple:

1°. Qu'on examine ceux qui au défaut des dents molaires ſe trouvent obligés de mâcher ou moudre les ali‑ mens avec les dents inciſives ; on verra qu'ils le font particulierement par la ſeule alternative de mouve‑ mens droits en avant & en arriere, & même avec beaucoup plus d'ef‑ fort en arriere qu'en devant.

2°. Qu'on place directement entre les deux rangs des dents inciſives une lame de bois ; qu'on la tienne direc‑ tement & fermement appliquée con‑ tre les dents inciſives ſupérieures ; qu'en la tenant ainſi l'on faſſe par le mouvement de la Mâchoire en avant gliſſer en même ſens les dents inciſi‑ ves inférieures contre cette lame , & qu'enſuite par le mouvement con‑ traire on ramene les dents inférieu‑

res avcc effort contre la lame , comme pour la râcler ou grater.

On fentira manifeftement que dans
ces deux cas un tel fimple retour ,
comme M. F. le prétend , ne fuffit
pas & ne peut pas fuffire ; & cela d'autant plus , que comme , felon la remarque même de M. F. on peut faire
le mouvement en avant environ jufqu'à cinq lignes d'étendue , on peut
pareillement faire par degrés arbitrai-
res de viteffe & de lenteur dans les
deux cas fufdits d'effort , le mouvement en arriere de la même étendue ,
fçavoir, jufqu'à cinq lignes.

3°. On peut encore faire fentir cet
effort néceffaire en mettant un obftacle au retour de la Mâchoire avancée , & en faifant enfuite effort pour
furmonter cet obftacle ; par exemple ,
en mettant , après avoir avancé la
Mâchoire , un petit morceau de bois
ou l'extremité d'un crochet verticalement , ou de haut en bas , entre
les dents incifives fupérieures , & les
dents incifives inférieures.

A l'égard du mouvement de la Mâchoire en arriere , fans avoir été fait
en avant , M. F. auroit dû , & doit en-

core nommer les Auteurs dont il a trouvé l'explication si obscure, afin de voir tout de suite ce qu'ils auront dit là-dessus. Il ne faut pas faire grand effort pour prouver que ce mouvement est réel, & en même tems très-petit : on n'a qu'à mettre le bout du doigt dans les oreilles pour le sentir. Mais cet effort pour retirer la Mâchoire inférieure le plus qu'il est possible, selon M. F. pour s'assurer du mouvement que la Mâchoire inférieure partant de sa situation naturelle, a d'avant en arriere ; cet effort, dis-je, prouve encore la nécessité alors d'un agent & l'insuffisance d'un simple retour.

Suivant ce qu'avance M. F. on devroit aussi examiner si la Mâchoire sans être abaissée n'a pas encore un mouvement en haut, & si alors les condyles partant de leur position ordinaire, n'ont pas encore un mouvement indépendant de leur retour par l'abaissement de la Mâchoire.

ARTICLE V.

Sur le mouvement latéral , appellé aussi par M. F. mouvement du milieu vers les côtés.

A la fin du second Article de mes Remarques , j'ai dit que dans le simple dénombrement rapporté par M. F. des mouvemens reconnus selon lui dans la Mâchoire inférieure , l'expression qui après ces mots , *le mouvement latéral ,* y est ajoutée ; sçavoir, *ou du milieu vers les côtés ,* m'a paru singuliere , &c. Elle ne m'avoit pas fait sentir alors ce qui m'a très - surpris aussi-tôt après dans le Commentaire de M. F. là-dessus , par lequel il expose d'abord en général ce mouvement de la maniere suivante : » Pour » ce qui regarde le mouvement laté- » ral , *on convient qu'il est le même* pour » *toutes* les parties de la Mâchoire ; » que *les condyles,* les angles, le *menton* » se portent *également du milieu vers les* » *côtés ,* ou , si l'on veut , de droite à » gauche , & de gauche à droite , par

» un mouvement horizontal , fans
» qu'on y ait foupçonné rien de plus
» myftérieux. «

Enfuite après les obfervations fuf-
dites fur les mouvemens en avant &
en arriere , M. F. s'énonce ainfi : (*p.*
433.)

» Je n'en dirai pas davantage fur
» le mouvement , foit en avant , foit
» en arriere , &c. Je viens aux autres
» mouvemens de la Mâchoire , fur
» lefquels j'ofe dire que les Anato-
» miftes *n'ont pas eû jufqu'ici* des
» idées affez juftes. Je commence ,
» dit-il , par *le mouvement latéral , ou*
» *du milieu vers les côtés. On convient ,*
» comme je l'ai déja dit , que *toutes*
» *les parties de la Mâchoire ,* que les
» *condyles ,* comme le *menton ,* fe por-
» tent *alors également* à droite ou à
» gauche , *en forte que l'un des condyles*
» *fait faillie en dehors ,* & que *l'autre*
» *s'enfonce en dedans.* Mais quoique
» tout cela paroiffe démontré , non-
» feulement par le *confentement una-*
» *nime des Anatomiftes ,* il ne me
» fera pas difficile de faire voir que
» les *condyles font incapables d'un tel*
» *mouvement.* Il fuffit pour cela de
» comparer leurs dimenfions lorfqu'ils

» font garnis de la lame *inter - articu-*
» *laire* , avec l'étendue des cavités
» glenoïdes qui fervent à les loger.

» Il eft certain , continue M. F.
» qu'en vertu du *mouvement nommé*
» *latéral* , les *dents incifives* peuvent
» être portées *du milieu vers l'un des*
» *côtés* , de la quantité d'environ *cinq*
» *lignes.* .... mais *les condyles font trop*
» *à l'étroit* dans les cavités glenoïdes
» *pour faire ce mouvement* , le rebord
» intérieur de ces cavités forme un
» obftacle invincible ; *le condyle qui*
» *devroit s'enfoncer* , rencontre auffitôt
» ce rebord , & il n'y fçauroit faire à
» beaucoup près un ligne de chemin ,
» en *allant du milieu vers le côté* , fans
» fe trouver arrêté , & il lui eft abfo-
» lument impoffible de forcer cet obf-
» tacle ; c'eft *un fait que j'ai eu grand*
» *foin de vérifier* , & dont il eft fort aifé
» de fe convaincre en examinant la
» fituation des condyles , & l'articu-
» lation fur le cadavre. *Il eft étonnant ,*
» (dit M.F. là - deffus) *qu'une obferva-*
» *tion auffi fimple* , *& une vérité auffi*
» *frappante* , ayent *échappé aux yeux*
» *de tant d'Anatomiftes ;* mais quand on
» *fuppoferoit* , ce qui eft *évidemment*
» *faux* , que le bord de la cavité gle-

» noïde ne gêne en rien le *condyle ,*
» les ligamens de l'articulation ne
» manqueroient pas de les retenir ;
» c'eſt ce qu'on verra clairement ,
» quand on ſe donnera la peine d'e-
» xaminer *le fait* ſur le cadavre.

   » Si l'on peut avoir encore quelque
» difficulté là-deſſus , qu'on prenne la
» tête d'un ſquelette , & qu'on *mette*
» *les condyles* de la Mâchoire *dans la*
» *poſition* qu'on *croit qu'ils ont pour le*
» *mouvement latéral* , on reconnoîtra
» ſur le champ , que dans cet état ils
» ſe trouvent *tous deux luxés* , l'un de-
» hors , l'autre en dedans ; c'eſt une
» *expérience également aiſée & convain-*
» *cante.* »

   REMARQUE. Outre l'avertiſſement
par lequel M. F. commence ſon Mémoire ; ſçavoir , » qu'on a toujours été
» d'accord ſur les notions fondamen-
» tales , &c. mais que cependant le
» peu d'exactitude qu'il a trouvé dans
» ces notions , &c. il a eu ſoin d'a-
vertir de rechef en général , que les
notions des Anatomiſtes ſur les mouvemens de la Mâchoire ont paru
juſqu'ici ſi claires & ſi évidentes , qu'on
n'a *jamais* été partagé là deſſus , mais
que la conſtruction... la diſpoſition...

& la situation lui ayant paru démentir la *plupart* de ces notions, il a fait à cette occasion plusieurs expériences très-simples, *mais également* propre à faire voir les *vérités* qu'on doit suivre, & les *erreurs* qui font à éviter fur cette matiere, &c.

Pour suivre cet avertissement, il faut y considérer quatre points; sçavoir, 1°. en quoi M. F. fait consister cette idée pas assez juste, & *l'erreur* qu'il faut éviter fur le mouvement latéral de la Mâchoire. 2°. Qui font ceux que M. F. accuse de cette idée & de cette erreur. 3°. Les expériences que M. F. allégue comme très-simples, mais également propres à faire voir *l'erreur* de cette idée. 4°. Ce que M. F. indique pour faire voir *la vérité* qu'on doit suivre selon lui fur cette matiere.

I. Point. L'idée pas assez juste, & *l'erreur* que M. F. accuse ici, consiste en ce que *le mouvement latéral* de la Mâchoire *est le même pour toutes les parties* de la Mâchoire; que les condyles, les angles, le menton, se portent *également du milieu vers les côtés*; que *toutes les parties* de la Mâchoire, les *condyles*, comme

le *menton*, fe portent alors *également*
à droite ou à gauche, *en forte que*
l'un des condyles fait faillie en dehors, & que l'autre s'enfonce en dedans.

Ce que M. F. dit après cela, met
encore dans un plus grand jour, l'é-
normité de l'idée dont il accufe.

Car en marquant que pour faire
voir que les condyles font incapables d'un tel mouvement, il fuffit de
comparer leur dimenfion avec l'étendue des cavités glenoides, il infinue
par-là qu'alors felon la fufdite idée,
la faillie & l'enfoncement des condyles font d'une pareille étendue.

En donnant pour certain, qu'en
vertu du mouvement nommé latéral, les dents incifives peuvent être
portées du milieu vers l'un des côtés,
de la quantité d'environ cinq lignes,
il feroit par conféquent certain, felon la
fufdite idée, qu'en vertu de ce mouvement latéral, *les condyles*, qui font
les parties les plus poftérieures de la
Mâchoire, peuvent auffi être *portées*
également du milieu vers l'un des côtés,
de la quantité d'environ cinq lignes, comme le peuvent *les dents incifives avec*
le menton, qui font les parties les

plus antérieures de la Mâchoire.

En alléguant *l'obſtacle invincible* à un tel mouvement des condyles, le *rebord intérieur de ces cavités*, & en l'allé-guant de plus comme un fait qu'il a eu grand ſoin de vérifier, &c. il ac-cuſe d'avoir ignoré cet obſtacle, & en même tems il marque auſſi que la vérification avec tant de ſoin lui en a paru très-néceſſaire.

En diſant : Mais quand *on ſuppe-ſeroit, ce qui eſt évidemment faux*, que le bord de la cavité glenoïde ne gêne en rien les condyles, il déſigne par-là quelqu'un capable d'une telle ſup-poſition évidemment fauſſe, & par conſéquent coupable d'une très-grande ignorance.

En avertiſſant à la fin après tout, » que ſi l'on peut encore avoir quel-» que difficulté là - deſſus , &c. on » prenne la tête d'un ſquelette, & » qu'on mette *les condyles* de la Mâ-» choire *dans la poſition qu'on croit* » *qu'ils ont pour le mouvement latéral*, » on reconnoîtra ſur le champ que » dans cet état ils ſe trouvent *tous* » *deux luxés*, l'un en dehors, & l'au-» en dedans , &c. « M. F. accuſe par là de *croire réellement* une telle po-

ſition des condyles pour le mouvement latéral de la Mâchoire, & par
conſéquent accuſe de la plus groſſiere
ignorance, tant en Anatomie par rapport à la ſtructure & à l'articulation
de ces parties, qu'en Chirurgie par
rapport à la théorie & à la cure des
luxations de la Mâchoire, ſelon les
Anciens, auſſi bien que ſelon les
Modernes, qui marquent expreſſément que la luxation des deux condyles à la fois n'arrive point, & font
obſerver expreſſément par l'Anatomie qu'elle ne peut pas arriver. Il
ſuffit de citer parmi tant d'habiles
Experts, M. Petit de cette Compagnie, qui dans le Traité des mala-
dies des Os s'en explique ainſi :

» La Mâchoire ſe luxe en avant
» des deux côtés, ou d'un ſeul ; elle
» ne ſe peut luxer en arriere, direc-
» tement de droite à gauche, ni di-
» rectement de gauche à droite.

» La voute du canal oſſeux de l'o-
» reille empêche la luxation en ar-
» riere, de même que l'éminence
» oſſeuſe de laquelle ſort l'apophiſe
» ſtiloïde. *Les apophiſes épineuſes du*
» *ſphénoïde empêchent de chaque côté que*
» *la Mâchoire ne ſe luxe de droite à*

» gauche, *ni de gauche à droite* ; la
» Mâchoire inférieure ne peut donc
» être luxée qu'en devant, soit qu'un
» seul condyle se déplace, ou que les
» deux soient déplacés.

Il faut ajouter à cela, ce que M. F.
dit encore là-deſſus dans ſon Mémoire ſur le mouvement des deux Mâchoires pour l'ouverture de la bouche
(*p. 548.*) en ces termes : » Le dernier
» mouvement de la Machoire dont
» j'ai encore à parler, eſt celui qu'*on
» a nommé latéral,* parce qu'*on l'a crû
» réellement tel.* Dans cette idée on a
» cherché des agens propre à porter
» *la Machoire entiere de droite à gauche,*
» *ou de gauche à droite . . .* J'ai démon-
» tré, dit-il, dans mon Mémoire ſur
» le mouvement de la Machoire in-
» férieure, *que cette idée n'eſt pas exacte,*
» que ce mouvement *n'a été nommé la-*
» *téral que par erreur.*

J'avoue que d'une telle idée on
doit dire non-ſeulement comme M. F.
qu'elle n'eſt pas aſſez juſte, qu'elle
n'eſt pas aſſez exacte, &c. mais qu'elle
eſt fauſſe, erronée, groſſiere même, &
indigne du moindre Ecolier tant ſoit
peu ſenſé, qui auroit ſuivi avec attention un ſeul Cours d'Anatomie,

ou d'Oſtéologie , & de Chirurgie.

II. Point. Voila dans tout ſon jour l'idée du mouvement latéral, ſur laquelle roule l'accuſation de M. F. Mais qui ſont les accuſés , les fauteurs ou les partiſans d'une telle idée, d'une idée ſi erronée ? M. F. n'en excepte perſonne , & je n'en connois aucun. M. F. en accuſe tous les Anatomiſtes ſans la moindre marque d'exception , par ces expreſſions générales : On a *toujours* été d'accord ; *on* n'a *jamais été partagé* là - deſſus ; *On convient* ; mouvemens ſur leſquels *les Anatomiſtes* n'ont pas eû *juſqu'ici des* idées aſſez juſtes ; *tout cela* demontré par le *conſentement unanime des Anatomiſtes* ; il eſt étonnant qu'*une obſervation ſi ſimple & une vérité ſi frappante , ayent échappé aux yeux de tant d'Anatomiſtes*; la poſition où *l'on croit* ; mouvement *nommé latéral , parce qu'on l'a crû* réellement tel ; *on a cherché des* agens , &c.

Je ne puis pas m'empêcher de *marquer mon extrême déplaiſir de rencontrer ici des expreſſions ſi généralement* injuſtes, pour ne pas dire généralement offenſantes , & *telles* que je ne trouve aucun moyen de les colorer ſans crain-

D

dre *de m'attirer des personnes d'un grand*
mérite , & *du Public même* , *des re-*
proches inévitables & très - justes , *ou*
d'une ignorance simulée , *ou d'un si-*
lence mal placé , également capables
d'occasionner de mauvais jugemens
& des soupçons mal fondés, même
par rapport à la Compagnie dont
j'ai l'honneur d'être depuis quarante ans , & pour laquelle ma quatré-
vingtiéme année m'oblige plus que
jamais de marquer en toute occasion
autant de zele que de reconnoissance.

Quant à moi seul en particulier, je
pourrois simplement & sans aucune
marque de ressentiment , m'en rapporter à ceux qui se seront donné la
peine de lire dans mon Anatomie, les
différens endroits qui regardent cette
matiere. Je me sens néanmoins obligé
de déclarer nettement, que dans cet
exposé de M. F. (*p. 433.*) , on convient que *toutes* les parties de la Mâchoire, que les condyles comme le
menton , se portent alors également
à droite ou à gauche , *enforte que* l'un
des condyles fait saillie en dehors , &
que l'autre s'enfonce en dedans; de
déclarer, dis - je, que ce qui précéde
le mot, *enforte que*, ne se trouve nulle

part , ni directement ni indirecte-
ment dans aucun de mes Ouvrages ,
& comme ce qui fuit le mot , *enforte*
que , eft prefque littéralement mon
expreffion dans le *Traité des mufcles n.*
1224. & qu'ainfi quelqu'un pourroit
par cette combinaifon finguliere de
ce qui n'eft pas de moi avec ce qui
paroît littéralement être de moi ,
me faire paffer pour Partifan défigné
de l'erreur , que je viens de blâmer
plus fortement que M. F. , je ferai voir
à la fin de cet Article par les propres
termes de mon Expofition Anatomique , que la fufdite combinaifon eft
très-mal placée , foit par inadvertance ,
foit par mal entendu , foit autrement.

III. Point. Quant aux Expériences
que M. F. allegue comme très - fimples, mais également propres à faire
voir l'erreur qui eft à éviter ici ; ce que
je viens de dire fur les deux points
précédens, y fuffira avec les remarques fuivantes fur ce que M. F. avance
pour faire voir la vérité qu'on doit
fuivre fur cette matiere.

" *IV. Point.* On conçoit déja , dit
" M. F. (*p. 435.*) que le mouvement
" appellé *latéral*, n'eft point tel , à
" proprement parler. Voyons donc,

» continue M. F. quelle est la véritable
» idée qu'on doit s'en faire, & ce que
» les observations peuvent nous ap-
» prendre là-dessus. Je dis donc que
» ce n'est réellement qu'un *mouve-*
» *ment circulaire* de la Machoire qui
» *tourne horizontalement* ; ou décrit
» des arcs de cercle à l'entour d'un
» point pris dans la ligne qui passe par
» les deux condyles. Pour être enten-
» du plus aisément, je suppose qu'on
» s'efforce de porter la Machoire de
» droite à gauche , & d'exécuter le
» mieux qu'on peut le mouvement
» nommé *latéral*; je dis que le condy-
» le du côté droit se meut alors d'ar-
» riere en avant, & que toutes les
» parties de la Mâchoire décrivent
» des arcs de cercle à l'entour du con-
» dyle gauche , consideré comme
» centre ; de-là un mouvement tant
» d'arriere en avant , que de droite à
» gauche dans le menton, les dents
» incisives, &c. *On* n'a sans doute fait
» attention qu'au dernier, & c'est ce
» qui a causé *la méprise que je releve ici.*

REMARQUE. Je laisse à d'autres le
jugement sur les différens titres que
M. F. donne en plusieurs endroits dans
la suite de son Mémoire, à ce mouve-

ment; felon la fauffe idée dont il y accufe en général fans aucune marque d'exception ; en l'appellant d'abord mouvement *du milieu vers les côtés ;* mouvement *égal de toutes les parties de la Mâchoire ;* & enfuite , mouvement latéral *proprement dit ;* (*p.* 437.) *fimplement latéral.* Latéral *en apparence* (*ibid.*) *mal nommé latéral* (*p.* 447.) n'étant *nommé* latéral que *par erreur* (*p.* 547.) ; en un mot , mouvement fur lequel M. F. prononce à la fin avec décifion en ces termes : On conçoit dé-ja que le mouvement appellé latéral n'eft point tel , à proprement parler.

Mais, felon cette décifion de M. F. , le fimple mouvement de la tête vers l'un ou l'autre côté pour regarder quelque chofe à droite ou à gauche , ne feroit point un mouvement laté-ral à proprement parler , puifqu'alors toutes les parties de la tête ne font pas portées également du milieu vers les côtés , &c. mais , felon ce que M. F. annonce ici comme la véritable idée qu'on doit fe faire , ce ne feroit réellement qu'un mouvement de la tête qui tourne horizontalement , ou décrit des arcs de cercle à l'entour de l'éminence odontoïde de la fecon-

de vertebre du col , &c. confideré
comme pivot ; de-là (fuivant auffi
l'expreffion de M.F.) un mouvement
de droite à gauche, ou de gauche à
droite dans le front , le nez, &c. De ne
faire alors attention qu'à ce dernier ;
fçavoir au mouvement dans le front, le
nez , &c. ce feroit caufe d'une *méprife*
pareille à celle dont M.F. accufe en général les Anatomiftes *jufqu'ici*, comme
n'ayant fans doute fait attention qu'au
mouvement du menton , des dents incifives , &c. & *dont il réitere encore l'ac-
cufation*, & l'appuye *fans marque* d'avoir
égard à qui que ce foit, en difant, *&
c'eft ce qui a caufé la méprife que je releve ici.*

On pourroit même à plus forte raifon avancer (felon cette idée) que le
mouvement de relever la Mâchoire
abbaiffée , n'eft qu'un mouvement de
la Mâchoire qui tourne verticalement
de bas en haut , ou décrit des arcs
de cercle à l'entour d'un axe com-
pris dans la ligne qui paffe par les
deux condyles , &c. Je dis à plus forte
raifon ; car les arcs de cercle que décrit alors le mouvement vertical de
la Mâchoire inférieure, font évidemment plus grands que ceux que M.
F. fait remarquer dans le mouvement
horizontal de cette Mâchoire.

Au reste, l'idée de mouvement circulaire ou en arcs de cercle de la Mâchoire inférieure, n'est pas nouvelle, & n'a pas empêché ceux qui l'ont eûe de le nommer latéral, comme on verra dans la suite de mes Remarques. En attendant l'extrait que je ferai des Auteurs, tant anciens que modernes qui ont eu cette idée, &c. je crois qu'il est à propos de rapporter ici pour exemple les termes dont entr'autres M. Albinus, Professeur en Anatomie & en Chirurgie dans l'Université de Leide, se sert dans son Traité intitulé : *Bern. Siegfr. Albinus de offibus corporis humani, ad auditores suos, Lugd. Batav. 1726.*

MAXILLA INFERIOR . . . quo tempore alterum capitulum se in sinu ad tuberculum quasi ad axim suam quodammodo vertit, eodem alterum ex sinu suo ex cidens sub tuberculo iv priora simul & in oppositum latus fertur, exiguum suo cursu arcum quasi circinans. Ex quo facilis & stabilis certaque maxilla mobilitas est, singulari artificio, ante& pone, deorsum & sursum, & ad dextram, & ad lævam & in obliquum, & quodammodo IN ORBEM pluribus modis.

Je vais aussi en attendant joindre ici l'extrait suivant de mon *Exposition Anatomique.*

" Les grands pterygoïdiens fervent
" à mouvoir la Mâchoire comme
" *pour moudre*... Quand l'un des
" petits pterygoïdiens agit, il avance
" le menton *obliquement en devant*,
" ou plutôt le *tourne* vers le côté op-
" pofé. Ce mouvement *oblique* fe
" fait alternativement... Dans les
" mouvemens *tranfverfes ou latéraux*,
" les condyles font portés *alternati-*
" *vement* à droite & à gauche, & font
" glisser en même fens les carti-
" lages inter-articulaires, de ma-
" nieré que le condyle du côté vers
" lequel on *tourne* la Mâchoire, fail-
" lit en dehors, & que celui de l'au-
" tre côté s'enfonce en dedans. Il pa-
" roît aussi que le condyle faillant fe
" *tourne* en même-tems un peu *en*
" *arriere*, & que le condyle fuyant
" *s'avance* à proportion.

On voit par ceci que le mouvement latéral de la Mâchoire, suivant mon idée, est oblique, alternativement oblique, & non pas également du milieu vers les côtés, suivant l'idée erronée dont M. F. accuse. Et ceux qui fe feront donné la peine de voir dans mon *Expofition Anatomique*, (Traité des os frais) que je com-
pare

pare les ligamens de l'articulation de
la Mâchoire à ceux qui attachent les
clavicules au fternum , comprendront
que je n'ai pû attribuer aux condyles de la Mâchoire , qu'un petit mouvement de faillie & d'enfoncement.
M. F. a eu grand foin de faire obferver
d'efpace en efpace que tels petits
mouvemens ne méritent gueres attention en Anatomie. Il a eu fes rai-
fons. Je dirai dans la fuite les miennes
pour en tenir compte. Il fuffit pour le
préfent d'en prouver fimplement la
réalité de la maniere fuivante.

Qu'on mette tranfverfalement le
bout du doigt indice à l'extremité
poftérieure de l'apophyfe zygomati-
que attenant le *Tragus* de l'oreille,
qu'on l'y appuye fermement , pendant
qu'on faffe partir la mâchoire inférieure de fa fituation naturelle pour
la mouvoir vers le même côté; on
fentira réellement la petite faillie en
dehors. Qu'on faffe encore la même
chofe fur l'angle de la Mâchoire , mais
uniquement fur l'os , & non fur la
portion voifine du mufcle Maffeter ,
& qu'on faffe obferver à ceux qui
feront placés vis-à-vis , un pareil

E

mouvement dans le doigt ainſi appliqué.

Je remets le reſte pour la ſuite de mes Remarques ſur le premier Mémoire de M. F.

Achevé de lire par M. Winſlow, le 2 Septembre 1748.

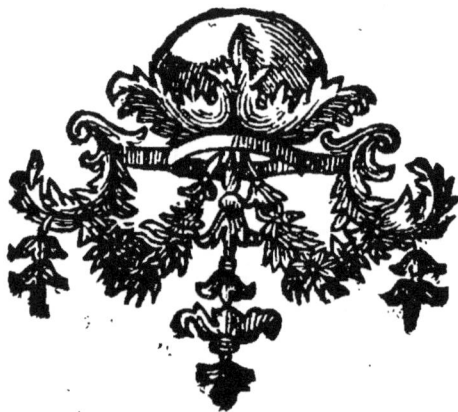

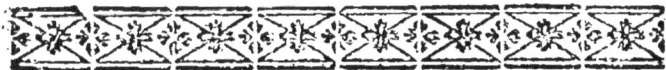

SUITE DES REMARQUES
fur le Mémoire de M. Ferrein,
touchant les mouvemens de la
Máchoire inférieure.

Par M. WINSLOW.

Janvier
1749.

ARTICLE VI.

Sur le mouvement d'abbaiffement & d'élé-
vation de la Máchoire inférieure.

CET article eft le fecond de ceux
fur lefquels M. F. a averti en particulier qu'il ofoit dire que les Anatomiftes n'ont pas eu *jufqu'ici* des idées
affez juftes, &c. Il le fait encore
fentir ici par un prélude à peu près
femblable à l'avertiffement.

» On ne foupçonneroit pas, dit M. F.,
» que l'idée générale qu'on a du mou-
» vement d'abaiffement ou de l'élé-
» vation de la Mâchoire inférieure
» dût être fujette à conteftation. On
» croît *unanimement*, comme nous l'a-
» vons déja dit, que la Mâchoire ne

E ij

» fait que *tourner* fur les condyles
» confidérés comme *centre*, par un
» mouvement femblable à celui de
» tant d'autres os. Cette idée paroît
» fi naturelle, que je ne me ferois
» jamais avifé d'en douter, fans une
» réflexion qui me frappa.

REMARQUE. Il y a déja pour le
moins cinquante ans qu'il s'éleva fur
cette matiere en Hollande & en Al-
lemagne une conteftation très-vive à
l'occafion de ce que le fameux M.
RAU, alors demeurant à Amfterdam,
depuis Profeffeur en Anatomie & en
Chirurgie dans l'Univerfité de Leide,
avoit avancé là-deffus contre les autres; fçavoir, que la Mâchoire inférieure étoit articulée par fes condyles
avec l'éminence tranfverfale des os
des tempes, moyennant un cartilage
particulier, & non pas avec la cavité
glenoïde. Et comme environ ce tems-
là; fçavoir, en 1697. je féjournois à
Amfterdam, je le vis moi-même en
faire l'expérience chez lui fur le cadavre dans le cours particulier d'Anatomie qu'il fit alors pour moi & trois
autres vers la fin de cette année, &
au commencement de l'année fuivante. Quelque tems après M. Heif-

ter publia une Differtation là-deffus, fous le titre *De Mafticatione.* M. F. auroit pû fçavoir cette ancienneté, puifqu'au bas de la premiere page de fon fecond Mémoire il cite la page 118. du Tome I. des Commentaires de M. Boerhaave publiés par M. Haller en 1739. & que dans la page 113. précédente M. Haller rapporte parmi fes Notes la même conteftation, & les circonftances qui en marquent auffi l'époque. Ce que M. Haller, dans la même Note, cite de M. Albinus & de moi comme un fentiment contraire, demande un éclairciffement qui trouvera place dans mes Remarques fur le fecond Mémoire de M. F.

Quant au refte de cet article du Mémoire de M. F., je me bornerai pour le préfent à quelques remarques fur les points fuivans : (1) L'Erreur dénoncée. (2) Les Errans préfumés. (3) L'occafion qui porta M. F. à douter, à examiner, &c. (4) La découverte de la vraie idée de l'abaiffement felon M. F. (5) Les preuves invincibles qu'il en rapporte par l'expérience, avec explication de ce qui felon lui en paroît d'abord très-difficile, & même contraire aux regles de la nature

par rapport à tous les autres os. (6)
Ses remarques sur une apparence de
paradoxe, & sur ce qu'ensuite il appelle réellement un nouveau paradoxe. (7) L'élévation de la Mâchoire
inférieure. (8) Les mouvemens de la
Mâchoire inférieure dans d'autres
situations. (9) La comparaison de la
Mâchoire inférieure avec un levier à
deux bras, qui tourne autour d'un
axe variable, &c.

I. Point. L'erreur que M. F. dé-
nonce ici, & dont il avertit en même
tems qu'il en a parlé, est de croire
que la Mâchoire ne fait que *tourner*
sur les condyles considérés comme
centre, par un mouvement semblable
à celui de tant d'autres os. Voici ce
qu'il en avoit déja dit dans l'Exposé
général des cinq mouvemens : (*p.*
432.) » Quant au mouvement d'a-
» baissement, les Anatomistes ont
» *toujours* eû la même idée que le
» *vulgaire* ; il n'est, selon eux, que
» ce qu'il paroît être, un mouvement
» de *charnière* qui fait tourner la Mâ-
» choire sur les condyles considérés
» comme *centre*. On voit sur cela
» *l'idée* qu'on a du mouvement d'*élé-*
» *vation*, c'est *toujours* celle d'un lé-

s vier qui fe meut fur fes extremités.

REMARQUE. Croire que quand on abaiffe ou releve la Mâchoire, elle ne fait que *tourner* fur les conyles confidérés comme *centre*, par un mouvement *femblable à celui* de tant d'autres os, eft véritablement *une erreur*, occafionnée & entretenue par la feule infpection & le feul examen de ces mouvemens fur une tête de fquelette, où cette Mâchoire eft attachée dans les cavités glenoïdes ou articulaires des os des tempes de la même maniere qu'on attache plufieurs autres os ; par exemple, l'os du coude, avec l'os du bras, le tibia avec le femur, la plûpart des phalanges des doigts & des orteils les unes avec les autres. Mais ce n'eft *point* du tout une *erreur* de croire que dans l'état naturel du vivant, la Mâchoire *tourne* fur les condyles confidérés comme centre, ou pour mieux dire, comme fur *une efpece d'axe*; car elle le fait réellement, & même très-néceffairement, de la maniere dont il fera parlé ci-après.

II. Point. A l'égard de ceux qui font dans cette erreur dénoncé par M. F., il continue encore la même cenfure *fans aucune exception*, en difant:

l'idée générale qu'on a . . ; on croit una-nimement . . . ; l'idée qu'on en a vulgaire-ment ; l'erreur où l'on eſt , &c. expreſ-fions ſi générales , que par là M. F. paroît lui-même de n'avoir pas eû juſqu'alors connoiſſance d'autre idée là-deſſus , puiſqu'il avance d'abord qu'on ne ſoupçonneroit pas qu'elle dût être ſujette à conteſtation , & qu'il avoue enſuite qu'elle avoit paru à lui-même ſi naturelle , qu'il ne ſe feroit jamais aviſé d'en douter, ſans une reflexion qui le frappa.

REMARQUE. Celle que j'ai faite ci-deſſus ſur l'ancienneté de la conteſta-tion , ſur l'occaſion & ſur la continua-tion de l'idée erronée , ſuffira. On pourroit me ſoupçonner d'avoir eu moi-même cette idée en diſant dans mon Expoſition Anatomique *n.* 463. Tr. des os ſecs, que l'articulation de la Mâchoire inférieure tient de Gin-glyme , & *n.* 1240. du Tr. des muſ-cles , en parlant des mouvemens gin-glymoïdes de la Mâchoire ; (termes qui marquent un mouvement de *char-niere*) mais l'extrait entier que j'ai rapporté de ces endroits , fait aſſez ſentir mon idée très - différente là-deſſus, qui eſt la ſeule que j'en ai

ene depuis plus de quarante ans ; fçavoir , que par ce mouvement les condyles *tournent* réellement comme fur
un *axe* , mais *non pas* dans les cavités glenoïdes , felon l'*idée erronée*
que M. F. fait paffer pour une croyance
unanime des Anatomiftes.

III. Point. » S'il eft vrai , dit M. F.
» (*p.* 43.1.) que l'abaiffement de la
» Mâchoire s'exécute conformément
» à l'idée qu'on en a *vulgairement* , il
» eft certain que dans des grandes
» ouvertures de la bouche les angles
» de la Mâchoire fe porteront en ar-
» riere de la quantité d'environ un
» pouce, comme on peut aifément
» le voir en imitant ce mouvement
» fur le fquelette ; or cela ne fçauroit
» fe faire fans une compreffion confi-
» dérable des glandes parotides , &
» fans une diftenfion violente des
» mufcles élévateurs de cet os. *Après*
» *cette réflexion* , je portai les doigts
» fur les angles de la Mâchoire qui fe
» préfentent prefqu'à découvert, où,
» pour mieux juger de l'étendue de ce
» mouvement, j'enfonçai le plus que
» je pûs le doigt indice & celui du
» milieu entre cet angle & le mufcle
» fterno - cleido - maftoïdien , *je re-*

» *connus sur le champ* que la quan-
» tité du mouvement que les angles
» font en arriere dans les plus grandes
» ouvertures de la bouche , est fort
» au-deslous de celle qu'il y auroit né-
» cessairement , si la Mâchoire *tour-*
» *noit* sur les condyles.

» Après avoit reconnu *l'erreur où*
» *l'on est*, continue M. F., sur l'abais-
» sement de la Mâchoire inférieure ,
» *je re ne songai plus qu'à découvrir* la
» maniere dont ce mouvement s'e-
» xerce , & *voici* ce que la raison &
» l'expérience m'apprirent bien-tôt
» là-dessus.

REMARQUE. La réflexion de M. F.
étoit très-juste selon l'état où il se
trouvoit alors avec le vulgaire , faute
de sçavoir ce que les Anatomistes experts en avoient publié plusieurs années auparavant , & selon l'idée que
ce mouvement imité sur *le squelette*
(dans lequel , comme je viens de
le dire , les condyles sont placés immédiatement dans les cavités glenoïdes) lui avoit fait paroître si naturelle,
que selon *son propre aveu formel* il
ne se feroit jamais avisé d'en douter ,
sans une réflexion qui le frappa.

L'examen que M. F. après cette

réflexion frappante en a fait fur lui-même, & par lequel il a reconnu *fur le champ* le mouvement de la Mâchoire bien différent de celui qu'on en imite fur le fquelette, eft pareillement très-raifonnable felon l'état de connoiffance où il étoit alors ; car ce qu'il dit immédiatement après en ces termes : *Ayant reconnu l'erreur où l'on eft fur l'abaiffement de la Mâchoire, je ne fongeai plus qu'à découvrir, &c.* Cela, dis-je, comparé avec tout ce qui précede dans ce II. Point, préfente évidemment plufieurs faits très-remarquables, qui fe fuivent de près, dont voici l'ordre : (1) D'avoir auparavant & jufqu'alors eû cette idée. (2) De l'avoir auparavant & jufqu'alors crû actuellement générale ou unanime. (3) De l'avoir auparavant & jufqu'alors trouvé fi naturelle, que fans une *réflexion frappante* occafionnée par l'imitation de ces mouvemens *fur le fquelette*, il ne fe feroit jamais avifé d'en douter. (4) D'avoir après cette réflexion fait là-deffus *expérience fur lui-même*. (5) D'avoir par les expériences reconnu *l'erreur*, & néanmoins l'avoir encore appellé actuellement *générale & unanime* par

ces mots : *où l'on eſt.* (6) De n'avoir
enſuite ſongé qu'*à découvrir* , &c.
(7) D'avoir *auſſi - tôt après trouvé* ce
que la raiſon & l'expérience apprirent.

IV. Point. M. F. après avoir marqué *l'erreur* , & ayant mis dans la
marge de ſon Mémoire, vis-à-vis de
cet endroit , le titre : *Vraie idée de
l'abaiſſement* , en fait l'expoſé de la
maniere ſuivante :

» L'abaiſſement de la Mâchoire
» ne produit pas dans toutes les par-
» ties de cet Os , un mouvement de
» haut en bas , ou d'avant en arriere ;
» quelques unes ont des détermina-
» tions contraires ; tandis que le men-
» ton deſcend *obliquement* , & que
» les angles vont en arriere , la bran-
» che , ou plûtôt la partie ſupérieure
» de la branche , ſe meut d'arriere en
» avant , enſorte que les condyles for-
» cés de la ſuivre , ſortent des cavités
» glénoïdes , & vont ſe placer foit en
» avant ſous l'éminece tranſverſale.
» On peut donc en quelque façon
» conſiderer la Machoire inférieure ,
» eu égard au mouvement de l'abaiſ-
» ſement & d'élevation , comme *un*
» *levier à deux bras* , *qui tourne au tour*

» *d'un axe variable.* Voilà l'idée qu'on
» doit avoir du mouvement dont
» nous parlons.

REMARQUE. Que par l'ouverture de
la bouche & ſelon les dégrés de cette
ouverture, le menton deſcend *obliquement en bas*, & qu'en même tems
les angles de la Machoire vont *en arriere*, c'eſt ce qui ſaute aux yeux de
tout le monde, & ce qui par conſéquent eſt trop *notoire* pour le faire
paroître comme une obſervation par-
ticuliére ; *je dis comme une obſervation particuliere*, car on peut & on
doit même dans certaines occaſions,
faire mention de ce qui eſt déja con-
nu ; & alors il eſt bon *d'en avertir par
avance*, par ce petit mot : *On ſçcit
que* &c. Mais ce n'eſt que par un éxa-
men éxact *ſur le cadavre* & non pas *ſur
le ſquelete*, qu'on peut voir les condyles s'avancer vers le deſſous des éminences tranſverſales proportionement
au dégré de l'ouverture de la bouche,
mais cela n'eſt pas nouveau ; les habiles Anatomiſtes le ſçavent depuis
long-tems. *Il y a plus de cinquante
ans qu'on me l'a apris ſur le cadavre* ;
je l'ai enſuite appris aux autres depuis
dans mes Cours ; j'en ai parlé aſſez

distinctement , & même avec une particularité remarquable , quoi qu'en peu de mots , *dans mon Exposition* imprimée en 1732. à Paris , & peu de tems après dans trois Pays étrangers , comme on le peut voir par *les Extraits* que jen ai exposé, & même par ce seul petit endroit-ci : (*Trait. des Muscles n. 1239.*) » Dans les mouvemens droits » en bas , *les cartilages* inter-articulaires » *glissent en bas & en devant , sans que* »*les condyles quittent* les cavités in- » férieures de mêmes cartilages. *Je n'y ai pas dit* , comme M. F. que les condyles sortent alors des cavités glénoïdes, *ni qu'ils* sortent étans forcés de suivre le mouvement d'arriere en avant de la partie supérieure de la branche de la Machoire par son mouvement d'arriere en avant. *Car certainement* ni l'un & l'autre de ces deux points s'accordent avec l'éxactitude Anatomique , comme je le démontrerai dans la suite par la structure de ces parties.

Ce qui regarde la comparaison que M. F. fait après cela de ce mouvement avec celui *d'un levier à deux bras* , & dont il parle encore dans la suite. Je le remets pour le dernier point de cet Article.

» *V. Point.* Voila l'idée , (dit M. F.)
» qu'on doit avoir du mouvement
» dont nous parlons. Je fçait , dit - il,
» que l'exécution en paroît d'abord
» impoffible , & qu'elle eft du moins
» contraire aux regles, que la nature
» femble s'être prefcrite dans le mou-
» vemennt de tous les autres Os ; ce-
» pendant ma propofition eft certai-
» ne , & fans faire de grand raifonne-
» ment là - deffus , *je la prouve invinci-*
» *blement par l'expérience.*

REMARQUE. Comme *le petit Extrait*
de mon Expofition , que je viens de
rapporter dans ma Remarque préce-
dente , renferme entierement en peu
de mots , & même avec une particularité remarquable , *l'idée naturelle de*
l'abaiffement de la Machoire , *il faut y*
joindre ce qui dans le même endroit
renferme pareillement *celle de fon élé-*
vation , *& que voici* : Dans les mouvemens droits en haut les cartillages interarticulaires gliffent en arriere & en
haut vers le conduit de l'oreille , fans
que les condyles quittent les cavités
inférieures des cartilages. *Ainfi nous*
convenons en partie M. F. *& moi, fça-*
voir en ce que le roulement des con-
dyles dans les cavités glénoïdes , eft

une idée erronée ; que la vraie idée
est que pendant l'abaissement de la
Mâchoire, le mouvement des condy-
est de derriere en avant jusques sous
les éminences transversales ; & qu'au
contraire pendant l'élévation de la
Mâchoire le mouvement des condyles est d'avant en arriere.

Mais *nous differons en partie* ; *en
ce que* M. F. l'avance expressément
comme une découverte très - récente
*après la réflexion occasionelle qui le
frappa*, & sans laquelle il ne se seroit
jamais avisé de douter de *l'idée qu'il
croyoit alors unanime & vulgaire*. Au
lieu que je le rapporte simplement
comme plusieurs autres choses déja
connues, mais vérifiées par moi-même.

M. F. dit en même tems là - dessus,
que l'exécution en paroît d'abord *difficile*, & qu'elle est du moins *contraire aux regles* que la nature semble
s'être prescrites dans les mouvemens
de tous les autres os. Le premier point
de *cet énoncé peut* convenir à *ceux
qui n'ont encore* appris & examiné
que *le squelette*, *mais nullement à
ceux* qui sont au fait de la structure
des os frais. Je ne puis m'empêcher
d'en

d'en dire presqu'autant du second
point, & cela par des raisons que je
rapporterai dans la suite en rendant
compte de ce que M M. Borelli &
Morgagni m'ont donné occasion de
remarquer là-dessus dans mon Mémoire donné à l'Académie & imprimé en 1719.

*La maniere dont M. F. rapporte
pour preuve invincible* que sa pro-
position est certaine, *quatre expériences, marquent encore assez, qu'il
l'a crû extraordinairement nouvelle.*
Il me sera permis d'avertir que c'est
par pareilles expériences, jointes à
l'examen sur le cadavre, que ce que
j'ai dit là-dessus *dans mon Exposition,* a été fondé, & que sans elles
je n'aurois pas sçu ni même pu sçavoir les particularités, que j'y ai rapporté sur chacun de ces mouvemens
de la Mâchoire, *quoi qu'en très-peu
de mots,* crainte de grossir le volume
du Livre au préjudice du plus grand
nombre de ceux qui en auroient bé-
soin.

*La derniere ou quatrieme de ces
Expériences de M. F.* est aussi la même
qui joint à mes observations sur le
cadavre, m'a le plus contenté pour

ce que j'ai avancé là - deſſus , & en particulier *ſur le mouvement latéral* , ſçavoir que ce mouvement fait *faillir le condyle du côté vers lequel il fait aller le mentton* , comme je l'ai fait voir évidemment à *l'Académie* après la lecture de la première partie de ce Mémoire.

La connoiſſance éxacte de *l'obliquité poſtérieure de l'éminence* tranſverſale ou articulaire de l'os des tempes & de la courbure ou *l'obliquité antérieure des condyles* de la Mâchoire , dont j'ai parlé ſi expreſſément *dans mon Expoſition* , préſente par elle-même la mécanique de ce plus d'avancement des condyles vers le deſſous des éminences tranſverſales par le dernier dégré d'abaiſſement de la Mâchoire ; ſur - tout ſi l'on fait attention aux *particularités* , *que dans mon Expoſition Anatomique* j'ai fait remarquer ſur la conformation de ces condyles , & dont M. F. n'a point parlé ; *ſçavoir que leur étendue tranſverſale eſt oblique , de manière que l'extrémité externe* de cette étendue *eſt un peu en devant* , *& ſon extrémité interne* eſt *en arriere* , & même plus *avancée* ou *ſaillante en dedans que*

l'externe ne l'eſt en dehors . Cette dou-
ble obliquité des condyles renferme
une mécanique très - remarquable.
J'expliquerai plus au long dans mes
remarques ſur le ſecond Mémoire de
M. F. ce que j'en ai dit ſi ſuccintement
dans mon Expoſition.

VI. Point. » Nous avons dit , con-
» tinue M. F. au ſujet du mouvement
» *horizontal* en devant de la Mâchoi-
» re entiere , que les condyles pou-
» voient alors parcourir d'arriere en
» avant l'étendue d'environ cinq li-
« gnes , cependant j'ai éprouvé , *non*
» *ſans quelque ſurpriſe* , que dans l'a-
» baiſſement de cet os le mouvement
» en devant des condyles alloit fort
» au-delà , qu'il étoit bien plus conſi-
» dérable que quand la Mâchoire ſe
» meut *horizontalement.*

» Pour trouver , dit enſuite M. F. »
» la cauſe de cette différence, qui ſem-
» ble tenir beaucoup de *paradoxe* ,
» *il faut obſerver* que ce qui borne le
» mouvement en devant des condy-
» les , ce qui les empêche d'aller en-
» core plus loin qu'ils ne vont , n'eſt
» ni le ſolide du temporal , ni le re-
» bord de la cavité glenoïde , comme
» il arrive à d'autres mouvemens , ni

» *l'action de certains muscles , comme-*
» *quelques célèbres Anatomistes l'ont pré-*
» *tendu* ; mais la résistance du liga-
» ment qui environne l'article , &
» celle des deux cordes ligamenteu-
» ses, dont j'ai parlé.

» Il est certain, dit encore M. F. ,
» & j'ai eu grand soin de m'assurer
» *par les expériences* que j'ai faites
» sur le vivant & sur le mort , *que*
» *les condyles* par leur mouvement
» en devant vont en partie au-delà
» de la surface articulaire du tempo-
» ral , & qu'ils se mettent, pour ainsi
» dire, *en état de luxation imparfaite* ;
» le jeu de *la lame inter - articulaire*
» sert à rendre *raison de ce nouveau*
» *paradoxe* ; cette lame, sans aban-
» donner tout-à-fait la surface arti-
» culaire du temporal, *déborde* elle-
» même un peu *au - dela pour suivre*
» *le condyle, & tenir lieu à son égard*
» *de cavité glénoïde*. Mais c'est une
» méchanique qu'il faut voir sur les
» pieces mêmes du cadavre.

REMARQUE. Cette différence ne
semblera *pas tenir la moindre apparen-*
ce de paradoxe à ceux qui sont au
fait de ce que je viens d'exposer ci-
devant. Et je ne vois pas que pour

rendre *raison de cette reſſemblance de paradoxe*, il faille obſerver ce qui parmi les parties oſſeuſes ne peut pas borner les condyles, ni les empêcher d'aller plus loin en avant ; d'autant plus que *cela eſt notoire même aux initiés en Oſtéologie*, à moins que cela ſerve ici à placer cette addition : *ni l'action de certains muſcles, comme quelques célèbres Anatomiſtes l'ont prétendu.* Mais pour me conformer à l'avertiſſement exprès de M. F. que dans ſon premier Mémoire il ne s'agit que des mouvemens de la Mâchoire indépendamment des muſcles, je remettrai auſſi pour mes remarques ſur ſon ſecond Mémoire ce que je pourrai dire là-deſſus.

Je renverrai pareillement ce qui concerne *les cordes ligamenteuſes*, en les comparant avec les ligamens particuliers, que j'ai appellé *ligamens inter - maxillaires*, & que j'ai décrits à l'occaſion des muſcles buccinateurs, comme ſervans d'attache aux extremités poſtérieures des fibres de ce muſcle. *En voici l'expoſition* en abregé, *Tr. de la tête :* » Ce ligament eſt » fort & médiocrement large. Il eſt » attaché par un bout à la face ex

» terne de la Mâchoire supérieure au-
» deſſus de la derniere dent molaire...
» il eſt attaché par l'autre bout à l'ex-
» tremité poſtérieure ou ſupérieure
» de la ligne ſaillante oblique de la
» face externe de la branche de la Mâ-
» choire inférieure... *il ſert auſſi à*
» brider la Mâchoire inférieure & à
» *en borner l'abaiſſement quand on ouvre*
» *la bouche.* (On comprendra bien
que ce qui eſt dit d'un côté, doit auſſi
être entendu de l'autre côté.)

Ce que M. F. dit enſuite du grand
foin qu'il a eu de s'aſſurer par les expériences ſur le vivant & ſur le mort,
par rapport à ce mouvement ſi avancé endevant des condyles, *marque*
certainement en ceci autant de recher-
che que de ſagacité, & vérifie en même - tems ma derniere remarque ſur
ſes obſervations préliminaires ; ſçavoir, qu'on pourroit préſumer que
l'impreſſion de ces Mémoires étoit
déja trop avancée pour pouvoir y remédier, ſelon *ma ſuſdite réponſe à ſa*
lettre.

C'eſt peut - être auſſi par une ſuite
de cette omiſſion que M. F. après
s'être contenté de dire ſur ce point,
qui lui ſembloit d'abord tenir beau-

coup de paradoxe , *l'appelle à la fin*
réellement un nouveau paradoxe : &
c'eſt peut-être encore *par la même*
omiſſion ou inadvertance , qu'il rapporte comme une nouvelle découverte pour rendre raiſon de ce prétendu nouveau paradoxe , ce que j'ai
remarqué ſur cette matiere *dans mon*
Expoſition en 1732. dont voici les
extraits :

Traité des os ſecs , n. 463. " La con-
" nexion de la Mâchoire inférieure
" eſt avec les os des tempes par une
" *articulation très - particuliere qui tient*
" *&* *de ginglyme* & *d'arthrodie.* . . . .
" La méchanique de cette articu-
" lation & de ſes mouvemens *dépend*
" *des cartilages particulieres* qui ne ſe
" trouvent pas dans le ſquelette , &
" dont je parlerai dans l'expoſition
" des os frais. "

Tr. des muſcles , n. 1236. " Deux
" éminences d'une piece ſimplement
" articulée avec deux cavités d'une
" autre , ne peuvent avoir que deux
" mouvemens réciproques , comme
" la charniere. . . *La Mâchoire infé-*
" *rieure* , *quoique articulée par ſes deux*
" *éminences condyloïdes* avec les deux
" os des tempes , *a* (*auſſi*) quatre

» quatre mouvemens droits... *& deux*
» tranfverfes ou latéraux.

N. 1237. » *Cet artifice dépend des*
» *cartilages mobiles ou inter - articulai-*
» *res.* La face inférieure de chacun
» de ces cartilages n'a qu'une cavité
» fimple, conforme à la convexité
» des condyles qu'elle couvre .. La
» face fupérieure eft cave en devant,
» & convexe en arriere, conformé-
» ment à l'éminence articulaire de
» l'os des tempes.

N. 1239. » ...Dans les mouvemens
» droits en bas les cartilages interarti-
» culaires gliffent en bas & en devant,
» fans que les condyles quittent les
» cavités inférieures des mêmes car-
» tilages. Cela arrive auffi dans les
» mouvemens droits en devant.

N. 1240. » *Suivant cette obfervation*
» *les mouvemens glinglymoïdes (* c'eft-
» à-dire de charniere *) de la Mâchoire*
» *dépendent en particulier de la cavité*
» *inférieure des cartilages inter - articu-*
» *laires ; & c'eft de leur face fupérieure*
» *que dépendent les mouvemens par lef-*
» *quels la Mâchoire eft portée en avant,*
» *ramenée en arriere, & pouffée vers les*
» *côtés.*

Si M. F. s'étoit donné la peine de
lire

ces endroits, il ne se seroit pas exposé
de faire ici mention de ressemblance
ou d'apparence de paradoxe, ni de
nouveau paradoxe, ni d'alléguer comme une nouvelle découverte le jeu de
la lame interarticulaire, &c. C'est
pourquoi en présumant, comme je
crois le devoir faire, que M. F. n'a
pas eû alors l'occasion de les voir,
on ne peut qu'applaudir ce qu'il rapporte comme l'ayant observé & expé-
rimenté indépendamment de cela, &
qu'ainsi excuser les expressions vives
dont il s'est servi pour faire paroître
le mérite d'une telle découverte,
comme aussi la précaution de se borner à dire ici : *mais c'est une méchanique*
qu'il faut voir sur les pieces mêmes au ca-
davre.

VII. Point. L'élévation de la Máchoire
inférieure. M.F. en décide ainsi : Ce que
» je viens de dire du mouvement d'a-
» baissement, suffit pour faire enten-
» dre l'Elévation, c'est-à-dire, le re-
» tour de cet os dans sa premiere situa-
» tion. «

REMARQUE. Celle que je viens de
faire sur le VI. Point pourra de même
suffire là-dessus, en y ajoutant ce que

G

j'ai omis exprès là de mon Exposition
pour le placer avec ce qui regarde le
mouvement d'élévation & que voici :
» Dans les mouvemens droits en haut
» cartilages les interarticulaires gliffent
» en arriere & en haut vers le conduit
» de l'oreille, *fans que* les condyles
» quittent la cavité inférieure des car-
» tilages.

On voit par là qu'en général ce
que j'avois exprimé par le mot *glif-*
fer, M. F. le fait ici par le mot *dé-*
border, qui revient au même ; &
qu'au lieu de mon expreffion y ajoutée après le mot gliffer ; fçavoir, *fans*
que les condyles quittent la cavité infé-
rieure des cartilages, M. F. après ces
mots *déborde elle-même un peu au-delà*,
ajoute, *pour fuivre le condyle & lui te-*
nir lieu à fon égard de cavité glenoïde ;
expreffions qui peuvent paffer pour
équivalent de la mienne.

On voit de plus par ceci, que le
mouvement par lequel le cartilage
interarticulaire, que M. F. appelle
lame interarticulaire, gliffe & débor-
dé, eft un vrai mouvement d'arthrodie, & que celui d'abaiffement & d'é-
lévation, par lequel ces cartilages ou
lames, ou débordans ou gliffans pour

fuivre les condyles, leur tiennent en
même tems lieu de cavités glenoïdes,
eft un vrai mouvement ginglymoïde
ou de charniere.

Ainfi par conféquent ce que M.
a avancé jufques-là, confirme, non-
feulement mes remarques précéden-
tes au fujet de l'erreur vulgaire, dont
il accufe généralement fans la moindre marque d'exception, & par conféquent *au hazard d'offenfer* plufieurs
habiles Anatomiftes, même des Pays
étrangers ; mais confirme auffi ce que
dans mon Expofition j'ai avancé fur
la *combinaifon d'arthrodie & de gingly-*
me par le moyen de l'artifice des cartilages interarticulaires.

Il me fera permis de marquer en cette occafion ma reconnoiffance perpé-
tuelle envers feu M. l'AbbéBignon, de
m'avoir donné le premier l'occafion de
parvenir à la connoiffance de cet artifice par l'examen particulier des cartilages femilunaires du tibia, & de
la méchanique de leur *articulation*
combinée d'arthrodie & de ginglyme,
fur quoi on peut voir dans le Volume
de 1719. des Mémoires de l'Académie Royale des Sciences mes Obfervations, que j'y termine ainfi :

» Cette méchanique m'a auffi donné
» des ouvertures pour expliquer....
» celle des cartilages mobiles de la
» mâchoire inférieure , comme M.
» Morgagny le fouhaite. «

Il faudroit encore répéter ici ce que
M. F. a dit auparavant dans l'Expofé
général des cinq mouvemens de la
Mâchoire (*p.* 433.) & que j'ai rapporté au commencement du I Point
du VI. article : mais comme il s'y agit
de charniere & de levier, je le ren-
voye auffi à ce qui regarde cette matiere.

VIII. Point. Mouvement de la Mâ-
choire dans d'autres fituations. » Je n'ai
» parlé jufqu'ici , dit M. F. , que des
» mouvemens de la Mâchoire confi-
» derée comme partant de fa fitua-
» tion naturelle , nous allons les met-
» tre à préfent fous un autre point
» de vûe en fuppofant la Mâchoire
» dans d'autres fituations ; voyons ce
» qui doit arriver alors par rapport
» aux mouvemens dont on a parlé ,
» il eft certain qu'ils peuvent prefque
« tous s'exécuter dans quelque fitua-
» tion que fe trouve la Mâchoire,
» mais avec certaines différences.

REMARQUE. Dans mon Traité des

os fecs , en parlant de la Mâchoire
inférieure , j'ai dit *n.* 463. » Ses prin-
» cipaux mouvemens font en bas &
» en haut , & dans les degrés de ces
» mouvemens on la peut avancer en
» avant, ramener en arriere , & por-
» ter vers les côtés. Et de même dans
» les dégrés de mouvement en avant,
» en arriere , & vers les côtés , on la
» peut hauffer & baiffer.

 M F. dit (*p.* 445.) » Nous avons
» vû que l'abaiffement du corps de la
» Mâchoire étoit naturellement ac-
» compagné du mouvement en de-
» vant des condyles , bien loin d'être
» incompatible avec lui , comme on
» le prétend communément....

 REMARQUE. On a vû ci-deffus par
l'extrait de mon Expofition , que
dans les mouvemens en bas de la Mâchoire les cartilages interarticulaires
gliffent.... *fans que* les condyles quittent la cavité inférieure de ces cartilages.

 M. F. conclut en difant. » Je n'ai
» pas crû néceffaire de rapporter en
» détail toutes les *expériences* qui
» juftifient les différentes propofitions
» que je viens d'avancer ; il eft aifé
» de comprendre que le doigt placé

» entre l'apophyse mastoïde & la
» branche de la Mâchoire tient lieu
» de *bouffole en ces occafions.*

REMARQUE. Le doigt placé sur le
condyle même qui eft au niveau du
conduit de l'oreille, comme M. F.
l'enfeigne par fa quatriéme *expérience* fur l'abaiffement de la Mâchoire,
& que j'ai rapporté dans le V. Point
de cet Article ; peut encore plus fûre-
ment tenir lieu de *bouffole* dans ces
occafions, comme aufli le bout d'un
doigt placé entre le condyle & le devant de l'oreille, dont M. F. parle
aufli après cela.

En mettant tout à la fois à ces mêmes endroits indiqués par M. F. du
côté droit & du côté gauche, le
bout d'un doigt du bras droit, & le
bout d'un doigt du bras gauche, tranfverfalement fur une même ligne, vis-
à-vis l'un de l'autre, de la maniere
que je le fis voir après avoir lû l'Article fur le mouvement latéral *dans
l'Affemblée de l'Académie*, M. F. y
étant préfent, ce feroit une efpece
de *bouffole univerfelle* en les occafions de tous ces différens mouvemens
de la Mâchoire inférieure.

IX. Point. J'avois projetté pour ce

dernier Point mes Remarques fur la
vraie idée que felon M. F. on doit
avoir, pouvant en quelquelque façon
confiderer à cet égard la Mâchoire
inférieure comme un levier à deux
bras qui tourne autour d'un axe variable, &c. (*p.* 439.) & fur ce qu'il
dit fans exception dans fon premier
Expofé général , que *les Anatomiſtes*
ont toujours eu la même idée que le vul-
gaire ; fçavoir , par rapport à l'abaiffement celle d'une charniere , & par
rapport à l'élévation , celle d'un levier , &c. mais comme je ne pourrois pas m'expliquer nettement là-
deffus fans expofer avec cela l'action de certain mufcles , je répéte-
rai ici ce que j'ai dit en pareil cas au
commencement des Remarques fur
le VI. Point précédent ; fcavoir , que
pour me conformer à l'avertiffement
exprès de M. F. que dans fon premier
Mémoire il ne s'agit que du mouvement de la Mâchoire indépendament
des mufcles , je remettrai pour mes
Remarques fur fon fecond Mémoire
ce que je pourrai dire là-deffus ; &
par la même raifon j'y renverrai auffi
le compte que felon le V. Point

précédent je dois rendre de ce que
MM. Borelli & Morgagni m'ont
donné occasion d'avancer sur cette
matiere dans le Mémoire donné à
l'Académie en 1719. & imprimé en
suite.

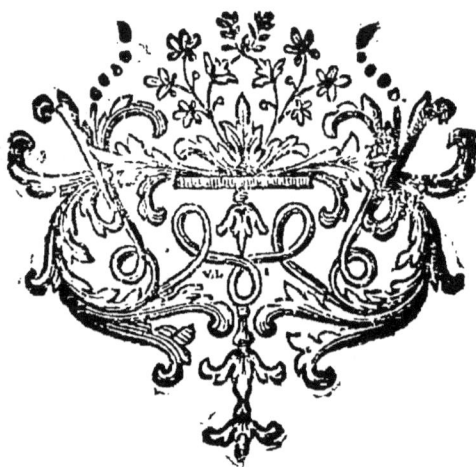

ADDITION au IV. Point de l'Article V. sur le mouvement latéral, &c.

J'y avois avancé que l'idée du mouvement circulaire n'est pas nouvelle, & n'a pas empêché ceux qui l'ont eue de le nommer latéral. J'y ai promis de le faire voir dans la suite par l'extrait des Auteurs tant anciens que modernes là-dessus, outre celui que j'y ai rapporté du Traité de M. Albinus, intitulé : *de Ossibus corporis humani* Lug. Bat. 1726. *Cap. de Maxilla inferiore*, où ces termes : *arcum quasi decircinans... & quodammodo in orbem,..* se trouvent. Pour m'en acquitter, je pourrois me contenter d'y joindre parmi les Modernes ce que M. Haller en dit dans sa Physiologie sçavoir, *n. DLXXXXVII. Pterygoïdeus externus eam antrorsum ducit & ad LATUS*, & *n. DLXXXXVIIII. LATERALES motitationes & CIRCULAREM super unum condylum immobilem facit....* Quant aux Anciens, le grand Vesale suffiroit, dont voici les expressions :

(L. 2. c. 15.) *inferior maxilla... manducantibus prorsum ac retrorsum, in LATERAQUE CICUMFERTUR... IN LATERA CIRCUMDUCITUR.* On peut mettre au nombre des derniers Anciens Diemerbroc, qui en parlant des muscles de la Mâchoire inférieure, dit : *Tertium par... ob fibrarum diversitatem antrorsum, retrorsum & in LATERA movet, & QUASI CIRCUMAGIT.*

On voit par là que l'idée du mouvement de la Mâchoire inférieure en *tercle*, en *arc*, en *rond*, en *contour*, &c. dont les Anatomistes anciens & modernes se sont servi pour expliquer lesdits mouvemens, les ont avec cela & en même tems appellé *motus ad latera*, mouvemens vers les côtés, ensuite par le seul mot *lateralis*, latéral ; & qu'ils n'ont pas trouvé à propos de donner le titre particulier de *circulaire* à des mouvemens qui ne forment que des arcs de quatre ou cinq lignes de longueur sur un cercle de plus de trois cens lignes de circonférence. C'est ainsi que les Méchaniciens n'appellent pas en particulier ou exprès mouvemens circulaires les vibrations de pendules, ni les tours

& retours de balanciers d'horloge,&c.
les portions de cercle ainfi tracées
étant jugées trop petites pour mériter
le titre de mouvemens circulaires ,
quoiqu'en partie bien plus confidé-
rables à proportion de celles du mouvement latéral de la Mâchoire inférieure.

Les expreffions dont je me fuis
fervi fur ce mouvement aux endroits
de mon Expofition Anatomique que
j'avois expreffément indiqués dans
ma fufdite lettre à M. F., & rappor-
tés ci-devant dans ce IV. Point de
l'Article V. par exemple : *mouvoir latéralement comme pour moudre.* (Tr. des
mufcl. *n.* 1222.) *avance le menton obliquement en devant , ou plutôt le tourne
vers le côté oppofé. Ce mouvement oblique
fe fait alternativement.* (n. 1223. *Le
condyle du côté vers lequel on tourne la
Mâchoire.... le condyle fe tourne en même-tems...* (n. 1240.) *tourne la Mâchoire à droite... la tourne à gauche....
operer les petits tours...* &c. (*n.* 1241.)
Je laiffe à d'autres à juger fi ces expreffions marquent moins une·ef-
pece ou quelque idée de petits mouvemens en cercle , que celles que j'ai
rapportées des Anatomiftes ci-deffus

allégués; sçavoir : *arcum quasi decirci-*
nans ; quodam modo in orbem ; in latera
circumfertur ; in latera circumducitur ; in
latera movet ac quasi circumagit, &c. &
cela d'autant plus que j'ai employé
aussi & répété le mot *tourner*, au lieu
de *porter*, lequel cependant pourroit
de même y convenir, puisque M. F.
s'en sert plusieurs fois pour son mouvement circulaire. *

* *Je ne me souvenois pas alors d'un Ouvrage*
imprimé à Paris en 1732. comme mon Expofi-
tion Anatomique, & que j'ai approuvé moi - mê-
me en qualité de Censeur Roial ; sçavoir, l'A-
NATOMIE DU CHEVAL, &c. traduit de
l'Anglois par F. A. DE GARSAULT, &c.

Dans cet Ouvrage, Livre quatrième, Chap.
VI. Des Muscles de la Mâchoire de dessous,
On lit ceci :

»*La troisiéme paire est appellée*, Masseterre,
»*parce qu'ils aident très - forts le mâchement*
» *en remuant la Mâchoire à droite & à gau-*
» *che . . . Ces Muscles à cause de la diver-*
»*sité de leurs fibres, remuent la Mâchoire in-*
» *férieure en devant, en arriere & à côté ;*
» *ainsi ils lui donnent par ce moyen un* MOUVE-
» MENT CIRCULAIRE.

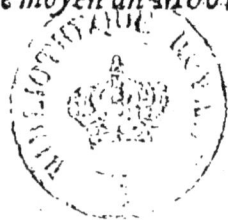

EXTRAIT

Des Regiſtres de l'Académie Royale des Sciences du 23. Août 1752.

Diſcuſſion de la diſpute de M. WINSLOW & de M. FERREIN.

IL y a déja pluſieurs années que M. Ferrein lut à l'Académie deux Mémoires, le premier ſur les Mouvemens de la Mâchoire inférieure, le ſecond ſur le Mouvement des deux Mâchoires pour l'ouverture de la bouche, & ſur les cauſes de leurs mouvemens: ces deux Mémoires ſont imprimés dans le volume que l'Académie a publié pour l'année 1744.

M. F.... en envoyant le premier de ces Mémoires manuſcrit à M. W.... qui étoit alors à la campagne, lui écrivit cette Lettre. » M. je me ſuis propoſé il » y a long-tems de vous communiquer » mon Mémoire ſur la Mâchoire infé » rieure; j'ai differé juſqu'ici faute d'u » ne copie exacte, je l'ai enfin miſe au » net; mais dansle tems que je com

» ptois de vous en faire part, M. de
» Fouchy me l'arracha pour son volume
» de 1744. Reduit a une copie qui est
» la même à quelques expressions près,
» mais fort chargée de ratures; j'ai vou-
» lu d'abord vous la remettre il y a déja
» quelques jours, j'appris que vous étiez
» à la campagne; enfin M. de la *Sour-*
» *diere* à qui j'en ai parlé, vient de m'of-
» frir une commodité dont je profite
» en vous envoyant cette copie faute
» de tems pour en faire une plus lisible,
» & plus correcte; je crois pourtant
» que vous pourrez la lire; je serai en
» état de profiter des avis que vous vou-
» drez bien me donner, si vous prenez
» la peine de l'examiner sans differer,
» & de m'en dire par écrit votre senti-
» ment : votre réponse en ce cas vien-
» dra sûrement avant qu'on ait imprimé
» ou porté les feuilles à corriger. J'ai
» l'honneur de vous observer, 1°. que
» le Mémoire dont je vous fait part ac-
» tuellement a rapport au mouvement
» & non aux muscles de la Mâchoire
» dont je parlerai dans un second Mé-
» moire que je vous communiquerai de
» même; mais qui n'est pas encore au
» net .... je recevrai vos avis avec tou-
» te la déférence qu'on doit à des lu-

» mieres auffi fupérieures que les vo-
» tres ».

M. W .... renvoya le Mémoire de
M. F .... le 9 Août avec une lettre ; il
répondit plus au long par une feconde
Lettre datée du 30 Août 1747. dont voici la copie ou plutôt l'extrait.

» M. Votre *obligeante Lettre du 4.*
» *Août* avec le Mémoire y renfermé fur
» les mouvemens de la Mâchoire infé-
» rieure, m'a été rendue le lendemain vers
» la nuit, l'empreffement que vous y
» marquez... fi près de la veille de l'im-
» preffion, & que le porteur du paquet
» chez moi a réïteré en priant de votre
» part de le renvoyer par la premiere oc-
» cafion que je trouverai, me fit de la pei-
» ne, d'autant plus que cette premiere
» occafion arriva au bout de trois jours,
» fçavoit le 9 du mois fans aucune af-
» fûrance d'en pouvoir efpérer une au-
» tre dans le cours de trois femaines,
» & qu'en ayant fait feulement la fim-
» ple lecture d'abord, & noté enfuite
» une partie des endroits que je me pro-
» pofois de relire avec plus d'attention
» pour pouvoir y répondre fuffifam-
» ment, je me trouvai contraint de le
» renvoyer par cette occafion avec un
» petit mot de Lettre, en promettant

» de vous en écrire après par la poste:
» je fus encore comme je vous l'ai mar-
» qué en même tems très-fâché de me
« voir par une absence éloignée hors
« d'état de donner les avis si prompte-
» ment demandés , sur une matiere
» qui auroit dû être traitée entre nous
» sous les yeux de l'Académie , & sur
» laquelle je n'ai rien ici , ni sujets ni
» écrits , ni livres excepté mon Expósi-
» tion Anatomique pour en faire la re-
» vûe avec plus de tranquillité ; cepen-
» dant pour tenir ma promesse , j'avois
» fait ensuite avec toute l'attention pos-
» sible à diverses reprises des réflexions
» sur ce que j'ai pû m'en souvenir ,
» mais m'appercevant que les remar-
» ques qui en résultoient à mesure al-
» loient emporter plus de tems que je
» n'avois pensé , & qu'après tout elles
» seroient insuffisantes pour tenir lieu
» de tels avis, j'ai cru devoir au moins
» en extraire les articles suivans. Dans
» le premier M. W.... fait *compli-*
» *pliment* à M. F.... sur quelques faits
« Anatomiques de son Mémoire. Dans
» le second M. W.... s'exprime en ce
» termes.

» Au commencement de votre Mé-
» moire .. vous dites: *on a toujours été*
d'accord

» d'accord fur les notions fondamentales
» qu'on doit avoir fur les mouvemens de
» la Mâchoire inferieure...., c'eft le peu
» d'exactitude que j'ai trouvé dans ces no-
» tions qui m'a engagé à donner les ob-
» fervations que ce fujet ma fournies. Les
» mouvemens qu'on a reconnus dans la
» Mâchoire inférieure (ce font toujours
» les paroles de M. F...citées par M.
» W....) font le mouvement d'arriere
» en avant , le mouvement d'avant en ar-
» riere , le mouvement latéral , c'eft-à-di-
» re du milieu vers les côtés , le mouve-
» ment d'abaiffement , & enfin celui d'éle-
» vation ou de bas en haut. Telles font
» les premieres notions , les notions gé-
» nérales qu'on donne des mouvemens de
» la Mâchoire , elles ont paru jufqu'ici fi
» claires, fi évidentes, qu'on n'a jamais été
» partagé là deffus ; mais la conftruction
» des piéces articulées , la difpofition des
ligamens , & la fituation même de la
Mâchoire m'ayant parû démentir la plûpart de ces notions , j'ai fait à cette occafion plufieurs expériences très-fimples
qui ont mis dans tout leur jour les erreurs qui ont eu cours jufqu'ici , & les
vérités que nous allons découvrir.

   Ayant enfuite fait fur les deux premieres de ces notions quelques remar-

ques , vvous dites ; *je viens aux autres*
mouvemens de la Mâchoire sur lesquels
j'ose dire que les Anatomistes n'ont eû
jusqu'a présent que des idées très-fausses …
Il est étonnant qu'une observation aussi sim-
ple & aussi frappante ait échappé aux yeux
de tout le monde. On croit unanimement que
la Mâchoire ne fait que tourner sur les con-
dyles comme centre par un mouvement
semblable à celui de tant d'autres os ….
l'erreur où l'on est sur l'abaissement.

» Ces expressions (remarque M.
» W….) étant toutes générales sans
» aucune marque d'exception , & moi
« étant par mon absence comme j'ai
» dit privé de tout moyen de me rap-
» peller distinctement ce que d'autres
» ont écrit , je pourrois soupçonner
» qu'elles me regardent aussi , d'autant
» plus qu'au commencement de votre
» Mémoire vous avertissés exprès que
» vous parlerez dans un autre des mus-
» cles qui servent à ces mouvemens,
» & particulierement du Digastrique.
» C'est pourquoi , M. comme la pré-
» sence actuelle de part & d'autre est
» le moyen le plus sûr de vérifier les
» expériences, de confronter les Au-
» teurs, d'éclaircir l'obscur ou le mal
» entendu , de reconnoître les ressem-

» blances , & de corriger les Erreurs ,
» je croyois devoir remettre pour mon
« retour ... le détail de mes remarques
» fur ces endroits de votre Mémoire ,
» afin d'y joindre celles que je pourrois
» faire à Paris fur le refte , qu'à caufe
» du fufdit empreffement de renvoy,
» je n'ai pas pû relire ici , & de com-
» parer enfemble avec ce que j'ai fait
» fur le même fujet avant que vous euf-
» fiez préfenté votre Mémoire à l'Aca-
» démie , étant toujours prêt à rendre
» entierement la juftice dûe à vos fça-
» vantes explications.

» Pour cet effet il fera très-néceffaire
» qu'en attendant vous preniez la pei-
» ne M. d'examiner & de comparer foi-
» gneufement de point en point dans
» mon Expofition Anatomique plufieurs
» endroits difperfés qui regardent Tant
» en général qu'en particulier cette ma-
» tiere , defquels pour en faciliter la re-
» cherche je joins ici une efpece de table
» felon l'arrangement des numeros par
» claffes , en avertiffant que ce que je
» cite du Traité des mufcles, eft ici uni-
» quement pour ce que par occafion j'y
» ai dit du mouvement de la Mâchoire
» même , & non pas pour ce que j'y ai
» avancé fur les mufcles qui fervent à

H ij

» ces mouvemens , mais avant de pren-
» dre cette peine il fera également né-
» ce aire de corriger les errata fuivans.

M. W… indique les numeros où il
faut faire ces corrections, & il donne
enfuite la table de tous les numeros qu'il
prie M. F… de confulter.

M. W… étant revenu à Paris environ
deux mois après, & avant l'impreffion
du Mémoire fur le mouvement des deux
Mâchoires (c'eft le fecond) M. F… lui
envoya une copie de quelques articles
qui l'interreffoient plus particulierement, avec une Lettre. M. W… en ren-
voyant les cahiers répondit à M. F… par
une *troifiéme Lettre*; nous ne les rappor-
tons point parce qu'il n'eft pas queftion
ici de ce fecond Mémoire fur lequel les
remarques de M. W… n'ont point été
lûes.

Vers la fin d'Août 1748. M. W…,
lut à l'Académie fes remarques fur le
premier. Mémoire de M. F… qui répondit peu de tems après. M. W… dit
au commencement de fon Ecrit qu'à fon
retour de la campagne, il fut averti que
les Mémoires de M. F… avoient été
admis pour être imprimés à condition
que M. W… en *auroit* communication auparavant. M. W… dit encore

qu'il se passa un an avant la communication du premier Mémoire de M. F...
& il ajoute que ces Mémoires lui avoient
été confiés trop peu de tems pour qu'il
ait eu le tems de les examiner comme il
l'auroit voulu, & qu'ainsi il se vit obligé d'attendre l'impression pour faire cet
examen d'une maniere conforme à l'*A-
vertissement de MM. les Directeurs.*

M F... répond que ni l'Académie
ni le Comité de la Librairie n'ont point
décidé que ces Mémoires seroient communiqués à M. W... que cette délibe-
ration ne se trouve point sur les Registres, & que s'il a fait part de ses Mémoires à M. W... qui ne les a jamais
demandés, ce n'a été que par pure considération, & non par aucun ordre de
l'Académie.

Il n'y a que les Académiciens qui com-
posent le Comité de la Librairie, qui
puissent prononcer sur *ce point de la
discussion.*

M. W... passant à un autre objet continue. » J'avois dit exprès dans l'Aver-
» tissement qui est à la tête de mon Ex-
» position Anatomique, que je m'y
» étois servi d'un *stile fort serré*, concis,
» & pour ainsi dire laconique, ayant
» consideré que le plus grand nombre

» de ceux en faveur de qui j'avois com-
» posé cet ouvrage, avoit seulement
» besoin du fond, & que le surplus
» rendant le livre trop cher, les empê-
» cheroit de l'acheter, ce qui a occasion-
» né d'un côté l'omission de plusieurs
» choses que j'avois communiquées sans
» reserve même dans mes Cours pu-
» blics, comme on me l'a marqué de-
» puis, & d'un autre côté la surprise d'y
» avoir trouvé évidemment & entiere-
» ment en très-peu de mots dispersés,
» ce qu'on avoit crû pouvoir donner
» comme nouveau dans une dissertation
» étendue. Ce dernier pourroit arriver
» innocemment , par précipitation ,
» inadvertance, distraction, concurren-
» ce d'autres occupations, &c. »

M. F... répond qu'il est clair que
cet article de M. W... regarde uniquement ces deux Mémoires imprimés; que
c'est une accusation grave en ce que M.
W... déclare que tout ce que M. F...
donne pour nouveau se trouve évidemment & entierement en très-peu de mots
dispersé dans l'Exposition Anatomique ; & M. F... répond que non seulement on ne trouve pas dans l'Exposition Anatomique évidemment & entierement; mais encore qu'on n'y trouve en

quelque maniere que ce puiſſe être aucun des articles qu'il a donnés pour nouveaux ſoit dans l'un , ſoit dans l'autre
Mémoire.

M. W ... inſiſte en ces termes : » On
» pourroit préſumer que l'impreſſion
» du premier Mémoire de M. F ...
» étant déja avancée quand il a reçu ma
» ſeconde Lettre avec la table des en-
» droits de mon Expoſition Anatomi-
» que , & que n'ayant pas alors trouvé
» le moyen d'y remédier , il ne s'eſt pas
» donné la peine de les examiner ſoi-
« gneuſement de point en point , com-
» me je lui avois marqué expreſſement
» être abſolument néceſſaire. On pour-
» roit auſſi préſumer (ajoute M. W..)
» que ſon ſecond Mémoire a été dans
» le même cas puiſqu'il n'y a pas donné
» le moindre trait ou ſigne là deſſus.

M. F . . répond que dans les différens
articles de l'Expoſition Anatomique dé-
ſignés par M. W ... dans ſa ſeconde Lettre , on ne trouve point les remarques
& les faits qu'il donne comme nouveaux
& intéreſſans dans ſes deux Mémoires ;
qu'au contraire on y trouve pluſieurs
choſes directement oppoſées à ſon ſentiment , & qu'il n'a pas voulu rappeller
pour éviter de critiquer M. W ... & par

conséquent qu'il ne pouvoit ni ne de-
voit faire usage des indications communiquées dans *la seconde Lettre.* Nous
avons comparé & examiné avec soin ces
*différens points de la dispute, qu'il est tout
à fait impossible de mettre en détail* sous les
yeux de l'Académie à *cause de leur grand
nombre, & de leurs objets différens.*

M. W . . . ayant écrit comme il le dit
lui-même d'une maniere serrée & con-
cise, & ayant omis à dessein en plusieurs
endroits de son Exposition des détails
& des faits qui auroient donné trop
d'étendue à son ouvrage, nous sommes
persuadés qu'il a des connoissances trop
profondes dans toutes les parties de l'A-
natomie, pour qu'il ignore les détails
les plus exacts & les observations les plus
recherchées, sur le plus grand nombre
des faits Anatomiques; mais *c'est une régle
établie & reçue dans la Littérature,* de reconnoître comme nouvelles & indepen-
dantes les recherches variées qui servent
à éclairer & à étendre les connoissances
d'un fait, quoique déja énoncé pour ce
qui en constitue le fonds, n'est cependant pas présenté sous un point de vue
qui en fasse remarquer les particularités
& les rapports dans les détails dont il est
susceptible, de maniere qu'un fait Anatomique

tomique accompagné de ces détails qui étendent nos connoiſſances au-delà du terme où elles étoient fixées, ou qui les rectifient, ou qui y apportent les modifications néceſſaires, doit être admis comme nouveau en comparant au même fait dénué de ces remarques.

M. W... & M. F... ſe plaignent reciproquement des termes trop vifs, pas aſſez menagés, indécens, injurieux même qui ont été employés dans la diſpute, ils s'en font des griefs ou des points graves d'accuſation : l'*Académie a entendu la lecture des Remarques de M. W... & la Réponſe de M. F.. elle ſeule doit en juger ,* nous n'avons rien à dire la deſſus.

M. W... dans ſa ſeconde Lettre à propoſé à M. F... quelques corrections à faire en forme d'errata à certains articles de ſon expoſition qu'il indiquoit à M. F. & qu'il le prioit de lire & de comparer à pluſieurs faits Anatomiques du premier Mémoire. M. F... répond que c'eſt ici une prétention inouie de M. W... de faire paſſer pluſieurs erreurs de ſon livre pour des fautes d'impreſſion, quoiqu'il n'en ſoit pas queſtion dans l'*Errata* imprimé de l'Expoſition Anatomique.

Nous déclarons fans héfiter que M,
W ... eſt d'une probité trop reconnue
pour donner pour faute d'impreſſion, ou
comme omiſſion involontaire ce qui ne
l'eſt pas effectivement : *mais en même
tems* il faut avouer que ces corrections
n'étant pas indiquées par l'*Errata* imprimé, il n'eſt pas poſſible de les admet-
tre, furtout celles qui pourroient faire
un autre fens.

M. F ... dit dans ſa réponſe que M.
W ... a rapporté pluſieurs paſſages de
l'Expoſition Anatomique qui étant rap-
prochés préſentent un fens différent de
celui qu'ils ont féparement ; *mais M.
W ... devant* citer les numeros des articles auſquels ces paſſages ſe rapportent,
il n'y a plus d'équivoque ſur le fens, &
l'on eſt à portée d'en juger.

Parmi pluſieurs paſſages que M. W ..
à cités des Ouvrages de différens Anatomiſtes, il y en avoit un de *Véſale* que
M. F ... avoir déclaré avoir été alteré
par M. W ... mais dans une note que
nous trouvons inſérée dans la Réponſe
de M. F ... depuis la lecture qu'il en a
faite, nous voyons que cet Académicien
ſe retracte ſur cet article ; voici ſes propres termes : » J'ai d'abord cherché (ce
paſſage) dans une Edition de *Véſale,*

» *Lugd. apud Tornæsium* , ensuite dans
» l'Edition de Bâle 1543. donnée par
» *Véfale* même. C'est d'après ces Edi-
» tions, que je réponds ici à M. W...
» mais *depuis peu de tems* j'ai rencontré
» deux autres Editions où l'on trouve
» le paſſage tel qu'il eſt cité par M. W..
» mais ajoute M. F... ces Editions n'ont
» pas été données par *Véfale* même.

M. F... *ſe plaint* que l'on a inſcrit
dans les Regiſtres de l'Académie les Remarques de M. W... fous le titre de
Réponſe de M. W... à M. F. il regarde ce titre comme une injure formelle
parce qu'on en peut conclure qu'il a at-
taqué M. W... dans ſes deux Mémoires, & il proteſte au contraire qu'il a
évité de parler de M. W... & de le citer quand il n'eſt pas de ſon ſentiment,
& que lorſqu'il l'a cité ce n'eſt qu'avec
éloge ; il demande qu'on rétabliſſe dans
les Regiſtres de l'Académie, le titre de
Remarques que M. W.. donne lui-même à ſon écrit.

M. W... *accuſe* M. F... d'avoir parlé de tous les Anatomiſtes en termes
offenſans , & comme coupables d'une
erreur groſſiere au ſujet de divers mouvemens de la Mâchoire; & ſur cela il rapporte les expreſſions ſuivantes de M.

T . . . » Ce mouvement n'a été nommé
» *Latéral* que par erreur . . . mouve-
» mens fur lefquels les Anatomiftes
» n'ont pas eû des idées affez juftes . . .
» il eft étonnant qu'une obfervation fi
» fimple , & une vérité fi frappante , ait
» échappé aux *yeux de tant d'Anato-*
» *miftes* . . . Immédiatement après avoir
» rapporté ces expreffions , & quelques
» autres femblables , M. W . . . ajoute :
» *Je ne puis m'empêcher de marquer mon*
» *extréme déplaifir de rencontrer ici des*
» *expreffions fi généralement injuftes ,*
» pour ne pas dire *généralement offen-*
» *fantes ,* & telles que je ne trouve au-
» cun moyen de les colorer fans crain-
» dre de m'attirer des perfonnes d'un
» grand merite , & du public même des
» reproches , &c . . . *Quant à moi feul (*
» continue M. W . . .) je pourrois fimple-
» ment & fans aucune marque de reffen-
» timent , m'en rapporter à ceux qui fe
» foit donné la peine de lire dans mon
» Anatomie les différens endroits qui
» regardent cette matiere. »

Quand on combat un fentiment , on le
regarde comme une erreur , & comme
fondé fur des idées peu juftes ; & quoiqu'il foit *difficile dans ces circonftances , de*
ne pas employer ces expreffions , ou leurs

équivalentes, il faut convenir que l'on ne sçauroit trop adoucir & ménager les termes qui tendent à établir cette idée sur un sentiment different de celui que l'on propose.

M. W … soutient que c'est à tort que M. F … impute cette erreur généralement à tous les Anatomistes, & il s'autorise en citant plusieurs passages des Anciens & des Modernes, & de son Exposition Anatomique : M. F … insiste sur sa premiere assertion, en interprétant, & en comparant d'une maniere différente les mêmes passages. *Nous ne croyons pas nécessaire* de détailler ici ces différens articles, non plus que ceux des Mémoires de M. Ferrein où il paroît d'un sentiment contraire à celui de M. Winslow. En effet ces Mémoires étant imprimés depuis plusieurs années, l'Exposition Anatomique de M. W … & les autres Ouvrages des Anatomistes étant généralement *entre les mains du Public, c'est au Public même à comparer & à juger les fonds.* A l'égard de la *forme, nous ne sçaurions* soupçonner que M. F … ait voulu manquer à M. W … il semble que personne ne doit ignorer les égards qui sont dûs à son âge, & au rang qu'il tient parmi les Anatomistes de l'Europe. *Signé*, MORAND, LA SONE.

Je certifie le préfent Extrait conforme à fon Original & au Jugement de
l'Académie. A Paris ce 6 Septembre
1752.

GRANDJEAN DE FOUCHY. Secr.
perp. de l'Acad. Royal. des Sciences.

EXTRAIT

Des Regiftres de l'Académie Royale des Sciences.

Du 23. Août 1754.

SUr la demande faite par M. Winf-
low de pouvoir imprimer à part fes
Remarques fur les deux Mémoires de
M. Ferrein , fur les mouvemens des
Mâchoires imprimés dans le volume de
l'Académie de 1744. L'Académie a décidé qu'il feroit permis à M. Winsflow
d'imprimer fes Remaques , & à M. Ferrein d'imprimer fes Réponfes à part
fous le privilége de l'Académie, A condition qu'ils feront tous deux imprimer à la fin de leur Ouvrage le rapport
fait à l'Académie par Meffieurs Morand

& de la Sône, des points qui ont donné lieu à la contestation. En foi de quoi
j'ai signé le présent Certificat. A Paris
le 23 Août 1654.

GRANDJEAN DE FOUCHY. *Secr.*
perp. de l'Acad. Royal. des Sciences.

LE motif de ma demande de pouvoir imprimer à part *mes Remarques*,
&c. étoit parce qu'elles n'avoient pas
paru au Public, à qui, selon le résul-
tat de la Discussion, c'est *de comparer &*
de juger le fonds. Par ce même motif
en attendant l'ordre pour mes *Eclaircisse-*
mens, je me trouve obligé de transcrire
ici de *ma seconde Lettre à M. F. du*
30 Août 1747, les endroits qui dans le
Rapport de la Discussion & dans mes
Remarques, ne sont en partie qu'en
abregé. Je les ai transcrit de la même Copie Originale que Mrs les Commissaires
ont *comparée*, & je marque les pages du
Rapport imprimé qui y répondent.

Page 3. *ligne* 13. entre le mot *mar-*
quez & le mot *si près*, il y a dans ma
Lettre » Je serai en état de profiter des

» avis que vous voudrez bien me don-
» ner. Votre réponse en ce cas viendra
» surement avant qu'on ait imprimé ou
» porté les feuilles à corriger. Cet em-
» pressement, dis-je... «

» *Pag. 4. lig. 16.* entre les mots *sur
ce que* & les mots *j'ai pû*, il y a : » j'en
» ai pû noter, & sur ce que .. «

» *Ibid. lig. 23.* au lieu de l'abregé
Dans . . . . ma Lettre est continuée
ainsi :

» I.

» Vos Observations préliminaires 1°.
» sur la diversité de la matiere, par laquelle certains os, avant l'ossification
» achevée, sont réellement & en effet
» séparés ou divisés ; 2°. sur la structure
» fibreuse des cartilages interarticulai-
» res ; 3°. sur les cordons ligamenteux
» des condyles de la mâchoire inferieu-
» re ; ces observations, dis-je, sont très-
» curieuses, & je verrois avec le plus
» grand plaisir les expériences là-dessus,
» comparées avec ce que MM. Morga-
» gni, Weitbrecht de Petersbourg & Al-
» binus en ont écrit. «

» I I. »

Pag. 5. l. 6. entre le mot *fournies*,
& le mot *les*, il y a par un alinea :

» Après les mêmes obſervations vous
» dites, «

Pag 6 l 12, avant les mots, *Ces ex-*
preſſions , il y a » Ces expreſſions: On
» n'a jamais été partagé là-deſſus ; dé-
» mentir la plupart de ces notions ; les
» *erreurs qui ont eu cours juſqu'ici* ; on
» a toujours été d'accord ; mouvemens
» ſur leſquels *les Anatomiſtes* n'ont eu
» *juſqu'à préſent* que des *idées très-*
» *fauſſes* ; échapé aux yeux *de tout le*
» *monde* ; on croit unanimement ; l'er-
» reur où l'on eſt.

» Ces expreſſions, dis-je «

Pag. 7. entre la 14 & 15ᵉ ligne ,
il y a le chifre romain » III. « en titre ,
pour marquer le troiſiéme Article.

Pag 8 après la 3ᵉ ligne , immédiatement après les mots, *errata ſuivans*,
il y a dans ma Lettre , au lieu des quatre lignes d'abregé , il y a , dis-je , » n.
» 1225 l. 6. *quatre* l. *trois* n. 1237 l. 9.
» *convexité* , ajoutez *du condyle.* n.
» 1239. l. 2 *avant*, l. *haut* ; l 10 *avant*,
» liſez *arriere* ; --- l 16. *arriere* , liſez
» *avant.* La 3ᵉ lig. de ce n. 1239 marque
» aſſez que ces *errata* n'y ſont que par
» inattention dans la revue des épreu-
» ves , comme le fait auſſi le rapport du
» n. 1225 avec les nn précédens.

(23)

» Du Tibia, Tr. des Muscles, n. 1115.

.» *Mouvemens de la Mâchoire inférieure,*
   » *sans égard aux Muscles.*

» En avant Tr. des Muscl. n. 1221. 1223.
   » 1239, 1241.
» En arriere, *ibid.* n. 1220. (*Dents*)
   » 1221, 1241.
» Latéralement, *ibid.* n. 1221. (*Dents.*
   » 1223. (*oblique*) 1222. n. 1240.
   » (*saillant* 1241.
» En bas, *ibid.* n. 1224. 1239.
» En haut, *ibid.* n. 1220. 1221. (*Dents*)
   » 1222. 1239.

E R R A T A.

Pag. 50. lig. 7. le 2. lisez le 6.
P. 84. l. 20. Masseterre. lis. Masseteres.
P. (4) du Rapport, l. 16. que j'ai pû, lis. que j'en
ai pû noter & sur ce que.
P. (12) id. l. 25. quoique, lis. qui quoique.

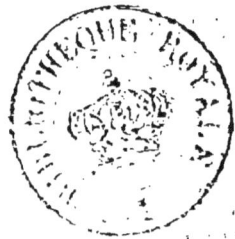

www.ingramcontent.com/pod-product-compliance
Lightning Source LLC
Chambersburg PA
CBHW071458200326
41519CB00019B/5786